Dr Émile BOIX

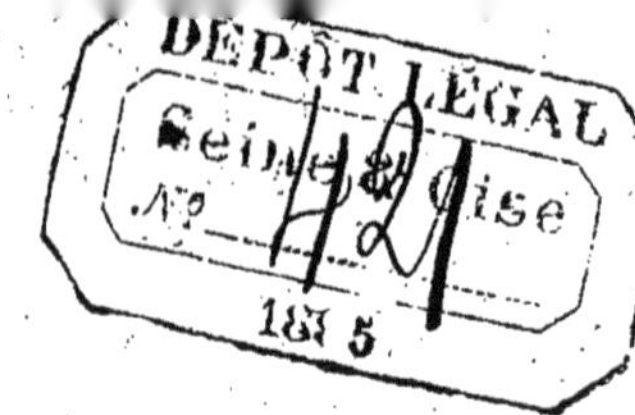

Le Foie des dyspeptiques

ASSELIN et HOUZEAU, Éditeurs.

Le Foie

DES DYSPEPTIQUES

DU MEME AUTEUR

Malformations multiples chez un nouveau-né. — *Bulletins de la Société anatomique*, 1887.

Contribution à l'étude de l'Œdème bleu hystérique. — *Nouvelle Iconographie de la Salpêtrière*, janvier-février 1891.

Cancer primitif du poumon gauche. — Noyaux secondaires dans les plèvres. — *Bulletins de la Société anatomique*, juillet 1891.

Un cas d'aphasie motrice incomplète avec lésion très limitée de la circonvolution de Broca (en collaboration avec le Dr Gilbert Ballet). — *Archives de Neurologie*, septembre 1892.

Contribution à l'étude de la Méningite tuberculeuse de l'adulte. — Forme tétanique. — Trismus d'origine cérébrale. — *Revue de médecine*, mai 1893.

Fièvre hystérique ayant simulé une fièvre typhoïde (en collaboration avec le Dr V. Hanot). — *Société médicale des Hôpitaux*, 1893.

Tachycardie par compression du pneumogastrique. — *Archives générales de médecine*, mai 1893.

Phlegmatia alba dolens post-puerpérale du membre supérieur gauche. — Guérison. — *Archives générales de médecine*, octobre 1893.

Éruption bromique varioliforme, etc. — *Archives générales de médecine*, décembre 1893.

De l'action hypothermisante du BACILLUS COLI COMMUNIS. — *Société de Biologie*, 27 mai 1893.

De l'action hypothermisante des produits solubles du BACILLUS COLI COMMUNIS — *Société de Biologie*, 8 juin 1895.

Essai sur l'étiologie et la pathogénie du Zona (Mémoire présenté au concours pour la médaille d'or de l'Internat des Hôpitaux), 1893. *Inédit.*

De la paralysie faciale périphérique précoce dans la période secondaire de la syphilis. — *Archives générales de médecine*, février 1894.

Deux nouveaux signes observés dans l'atrophie testiculaire consécutive à l'orchite ourlienne. — *in* comm. du Dr Catrin. — *Société médicale des Hôpitaux*, 16 février 1894.

Lithiase biliaire chez une jeune fille de 17 ans. — Hérédité homologue. — Famille arthritique. — *Archives générales de médecine*, avril 1894.

D'une forme de cirrhose non alcoolique du foie due à l'auto-intoxication d'origine gastro-intestinale (avec le Dr V. Hanot). — *Congrès de Rome*, mars-avril 1894.

Fièvre typhoïde avec troubles mentaux. — Obs. in *Thèse de Saisset*, 1895.

Article : « MYOPATHIE PRIMITIVE PROGRESSIVE » du *Traité de médecine* Charcot-Bouchard-Brissaud, 1894.

Articles : « ICTÈRE EN GÉNÉRAL. — ICTÈRES INFECTIEUX. — ICTÈRE GRAVE » du *Manuel de Médecine* Debove-Achard, 1895.

L'INFLAMMATION. — Revue critique. — *Archives générales de médecine*, décembre 1893.

Collaboration à la *Revue Neurologique* depuis sa fondation, 1893.

Collaboration aux *Archives générales de médecine* depuis 1893.

577-95. — CORBEIL. Imprimerie ÉD. CRÉTÉ.

Le Foie
DES DYSPEPTIQUES

ET EN PARTICULIER

LA CIRRHOSE PAR AUTO-INTOXICATION

D'ORIGINE GASTRO-INTESTINALE

(Étude clinique, anatomo-pathologique, pathogénique et expérimentale)

PAR

Le Dr Émile BOIX

INTERNE LAURÉAT DES HOPITAUX DE PARIS

(Médaille d'or, Concours de 1893)

Médaille d'or des Épidémies (Choléra 1884)

PARIS

ASSELIN ET HOUZEAU

LIBRAIRES DE LA FACULTÉ DE MÉDECINE

Place de l'École-de-Médecine.

1895

A MON PÈRE,

Le Maître patient de mes premières études,

Comme un hommage de piété filiale,

JE DÉDIE CE TRAVAIL.

AVANT-PROPOS

Au début de l'année où j'ai eu l'honneur si recherché d'être son interne à l'hôpital Saint-Antoine, le Dr Hanot attira mon attention sur une forme d'hépatomégalie pour laquelle il n'y avait pas de place dans le cadre nosologique et que depuis longtemps M. Bouchard et lui avaient observée chez des malades atteints de gastropathies. Et M. Hanot me rapportait les paroles de son maître : « Quand nous direz-vous ce que sont ces gros foies des dilatés et des dyspeptiques ? »

Ce travail n'a pas l'ambition de répondre en entier à ce desideratum exigeant ; il ne vise qu'une des formes anatomo-cliniques de l'altération du foie dans les dyspepsies prolongées ; il contribue modestement à élargir l'étiologie du *foie toxique* dont la pathogénie est loin d'être aussi avancée que celle du *foie infectieux*.

A un autre point de vue, il fait mieux que cela. Il continue la série des travaux inspirés à ses élèves par M. Hanot sur le sujet de prédilection de ses études : la pathologie hépatique. Cette série, commencée brillamment par la thèse de Gilbert, s'est continuée par celles de Dumont, de Coutray de Pradel, de Schachmann, de Lauth, de Gaume, de Legry, de Mlle Dylion, de Parmentier, de Morin, de Létienne, de Gastou, de Le Roux, de Bossu (1).

J'ai tenu à honneur d'écrire aussi *pro domo*, heureux si le maître qui a fait pour la pathologie du foie ce que Charcot a fait pour la pathologie nerveuse ne trouve pas ce travail indigne de sa maison.

Je suis heureux que l'usage soit définitivement consacré de remercier publiquement ceux dont on a reçu, avec l'instruction médicale, les conseils et les encouragements quotidiens, dont l'appui bienveillant ne fait jamais défaut

(1) GILBERT, *Du cancer massif du foie*. Th. 1886.

DUMONT, *Étude sur l'asystolie hépatique*. Th. 1887.

COUTRAY DE PRADEL, *Contribution à l'étude de la pathogénie et de la curabilité de l'ascite dans la cirrhose alcoolique du foie au début*. Th. 1886.

SCHACHMANN, *Contribution à l'étude d'une forme de cirrhose hypertrophique du foie. Cirrhose hypertrophique du foie avec ictère*. Th. 1887.

LAUTH, *Essais sur la cirrhose tuberculeuse*. Th. 1888.

GAUME, *Contribution à l'étude du foie brightique*. Th. 1889.

LEGRY, *Contribution à l'étude du foie dans la fièvre typhoïde*. Th. 1889.

Mlle DYLION, *Étude sur les kystes de la partie convexe du foie*. Th. 1890.

PARMENTIER, *Études cliniques et anatomo-pathologiques sur le foie cardiaque*. Th. 1890.

MORIN, *Traitement des kystes hydatiques du foie par les lavages antiseptiques*. Th. 1891.

LÉTIENNE, *De la bile à l'état pathologique* (étude physique, micrographique et bactériologique). Th. 1892.

GASTOU, *Le foie infectieux*. Th. 1893.

LE ROUX, *Contribution à l'étude de la cirrhose hépatique alcoolique. Prédisposition et précirrhose*. Th. 1894.

BOSSU, *Des hémorrhagies dans les cirrhoses hépatiques*. Th. 1894.

et auxquels on est uni par les liens étroits d'une reconnaissance affectueuse.

Le nom de CHARCOT dont j'ai été l'externe, doit, pour moi comme pour tant d'autres, être inscrit ici d'abord, car la plupart de mes maîtres furent ses élèves et m'ont accueilli en son nom.

Externe aussi du professeur BOUCHARD, initié par lui aux grands préceptes de pathologie générale par lesquels il a transformé la médecine, je lui dois, comme à Charcot, d'avoir été l'interne du Dr HANOT, c'est-à-dire d'avoir connu le professeur incomparable auquel tant d'élèves doivent une robuste science et une carrière heureuse, le maître paternel et bon qui inspire à tous ceux qui l'ont approché une vénération profonde et un dévouement sans bornes.

Les hasards de la première année d'internat m'ont heureusement conduit dans le service du Dr MESNET, pour qui je garde, il le sait, un filial attachement.

Je veux unir dans une même pensée mes chers maîtres les Dr E. BRISSAUD, GILBERT-BALLET et PIERRE MARIE, professeurs agrégés de la Faculté, mes autres chefs pendant mon internat. Mieux que moi, ils savent ce dont je leur suis redevable; ils savent aussi que je leur appartiens et que je suis trop honoré de leur précieuse amitié pour ne pas m'en rendre toujours digne.

Je dois spécialement remercier l'éminent doyen de la Faculté de médecine, M. le professeur BROUARDEL, qui a bien voulu m'accepter dans son service pendant ma cinquième année d'internat et me faire en outre le très grand honneur de présider cette thèse. J'aurai à cœur de justifier le crédit que m'a accordé son accueil si bienveillant.

En cette fin retardée de mon internat, le Dr LABADIE-LAGRAVE est devenu mon chef de service. Il y a cinq mois à peine, et je ne sais déjà comment reconnaître les bontés prévenantes qu'il a eues pour moi et la confiance dont il m'a honoré.

J'ai passé comme interne auprès de M. LANCEREAUX, professeur agrégé de la Faculté, quelques semaines trop courtes pour pouvoir me dire son élève, mais suffisantes pour apprécier la hauteur de son enseignement et la franchise de son caractère.

J'ai encore été l'externe du regretté professeur BALL, dont la mort douloureuse a laissé au cœur de ses élèves un souvenir pieux ; de M. le professeur G. SÉE, et de M. le Dr MAYGRIER, que je remercie de ses utiles leçons et de son amabilité à mon égard.

Tous ceux qui ont passé par l'Institut Pasteur doivent à M. le Dr ROUX leur instruction bactériologique. Qu'il reçoive au moins, si désintéressé qu'il soit, l'hommage sincère de ma reconnaissance et de mon admiration.

Je n'oublierai pas mes maîtres intérimaires dans les hôpitaux : MM. TAPRET, HIRTZ, JOSIAS, ŒTTINGER, LE GENDRE, RICHARDIÈRE et CHARRIN ; qu'ils veuillent bien agréer, pour leurs conseils et leur affabilité, avec mes remerciements, l'assurance de ma vive et respectueuse sympathie.

Je tiens à remercier aussi M. BONNAIRE, accoucheur des hôpitaux, et MM. THIBIERGE et GILLES DE LA TOURETTE, médecins des hôpitaux, pour les services qu'ils m'ont rendus et pour la bienveillance qu'ils m'ont témoignée.

MM. GILBERT et ROGER, aujourd'hui médecins des hôpitaux et agrégés de la Faculté, ont été mes internes et m'ont traité plus en ami qu'en subordonné. J'ai reçu d'eux, depuis, de nombreuses marques de sympathie. Je les remercie sincèrement et les prie de me considérer toujours comme un élève dévoué.

Enfin j'adresse à M. le Dr JULES VILLE, professeur de chimie à la Faculté de Montpellier, et à M. le Dr ALPHONSE MOSSÉ, professeur de clinique médicale à la

Faculté de Toulouse, qui ont guidé mes premiers pas dans la carrière médicale et encouragé mon émulation, l'expression de ma vive reconnaissance, que rend bien douce et bien facile notre vieille amitié.

LE
FOIE DES DYSPEPTIQUES

INTRODUCTION

L'esprit humain est simpliste par tendance. Nulle part cette vérité ne se montre plus évidente que dans l'étude des causes des maladies. L'étiologie des cirrhoses du foie n'a-t-elle pas tenu longtemps dans le seul alcoolisme, comme si l'homme ne buvait que de l'alcool et ne pouvait scléroser ses organes par d'autres ingesta ou par des substances non plus venues du dehors, mais nées dans son organisme même ?

Cependant sont venus s'imposer d'autres agents pathogènes, qu'on n'a pu récuser parce que l'alcool ne pouvait être mis en cause : le plomb, la syphilis, l'impaludisme, la tuberculose, ont disputé à l'alcool une partie de son illégitime domaine; aujourd'hui on lui attribue encore presque sans réserve la cirrhose atrophique, à ce point qu'on prend au pied de la lettre le *gin drinker's liver* des Anglais, et qu'une forme de cirrhose hypertrophique, curable celle-là, dit-on, porte aussi le nom de cirrhose alcoolique.

Mais les observations sont tous les jours plus nombreuses de gros et de petits foies qui ne peuvent se réclamer de l'alcool parce que les malades n'en buvaient sous aucune forme, et la réaction grandit maintenant contre la toute-puissance de l'alcool dont le rôle pathogénique exclusif est fortement compromis.

Ce n'est point pour en faire le procès que j'ai entrepris ce travail; je renvoie tout lecteur soucieux d'être rassuré sur les conséquences hépatiques de l'abus des boissons spiritueuses à la très intéressante thèse de mon collègue A. Laffitte (1) et à un récent article de A. Létienne (2), où il trouvera contre l'alcool un réquisitoire documenté. Je veux seulement chercher à établir qu'à côté de l'alcool et en dehors de lui, en dehors aussi des autres causes jusqu'ici connues de cirrhose hépatique, il en est une que, malgré sa récente apparition sur la scène étiologique, on a déjà rendue responsable de bien des maux, mais à laquelle on n'a pas encore songé à attribuer au moins une part dans la production de la sclérose du foie : il s'agit de l'auto-intoxication d'origine gastro-intestinale.

C'est une forme particulière de cirrhose hypertrophique qui nous a semblé, à M. Hanot et à moi, relever du passage à travers le foie des substances toxiques élaborées dans un tube digestif malade. C'est

(1) A. LAFFITTE, *Contribution à l'étude de la cirrhose de Laennec*. Th. de Paris, 1892.

(2) A. LÉTIENNE, in *Médecine moderne*. 1894, n° 15.

la seule dont il sera question ici, mais cela ne veut pas dire que d'autres formes, même atrophiques, ne puissent reconnaître la même origine. L'avenir, bien que chargé d'engagements sans nombre, comme dit Lasègue, voudra bien nous éclairer, je l'espère, sur cette importante question. Le *foie dyspeptique* n'aura peut-être jamais la fortune imméritée du foie alcoolique, et cela vaudra mieux pour sa réputation.

D'ailleurs il faut mettre à la place qu'il mérite, dans l'étiologie des cirrhoses, tout agent pathogène, quel qu'il soit, et ne lui accorder d'action efficace que lorsque les circonstances préparent et favorisent sa nocivité. Ne devient pas cirrhotique qui veut, même en buvant à outrance, même en ingérant des substances toxiques ou en se procurant une gastrite qui permette les fermentations anormales dans le tube digestif; s'il n'a reçu de ses parents l'influence secrète qui fait les arthritiques, l'alcoolique ou le dyspeptique par intention a grand'chance de n'altérer que les cellules de son foie. L'arthritisme est le terrain par excellence des scléroses, et la prédisposition est indispensable à la majeure partie des processus chroniques, comme la réceptivité est nécessaire pour contracter le plus grand nombre des maladies infectieuses. Là encore s'évanouit le rêve de ceux qui ne s'attachent qu'à une seule cause et qui voudraient réduire à une équation simple le rapport d'un poison ou d'un microbe à une maladie.

Ces idées peuvent aujourd'hui paraître banales, et cependant, chaque fois qu'il s'agit de pathogénie, surtout si l'on envisage une cause nouvelle, on se laisse aller à y rapporter, sans égard pour les conditions ambiantes, la maladie tout entière, et même y rattacher d'autres affections. Chacun de nous fait du broussisme à sa façon, et il n'y a pas que la gastro-entérite qui ait été le *primum movens* de la pathologie. Je voudrais échapper à ce reproche et ne pas paraître voir dans la dyspepsie la source de maux dont elle n'est peut-être pas responsable. Je prends ce terme de dyspepsie dans son sens le plus large, y comprenant tout fonctionnement défectueux du tube digestif, quelle qu'en soit la cause, et c'est par abréviation, pour ainsi dire, que j'appelle *cirrhose dyspeptique* la sclérose du foie qui résulte d'une auto-intoxication d'origine gastro-intestinale. C'est surtout pour mettre cette cirrhose en opposition avec la cirrhose alcoolique. Le terme de *cirrhose toxique* eût été trop compréhensif, car les cirrhoses toxiques sont nombreuses, y compris la cirrhose par l'alcool. Je prie donc qu'on ne voie dans ces appellations de *foie dyspeptique* et *cirrhose dyspeptique* qu'une façon commode de s'exprimer et un moyen d'abréger le discours.

Il était nécessaire, avant d'aborder l'étude de la forme clinique qui fait le principal objet de ce travail, de présenter une sorte de mise au point des éléments pathogéniques invoqués. C'est à quoi j'ai consacré la première partie, qui comprend trois chapitres : une vue d'ensemble sur l'auto-intoxication d'origine gastro-intestinale, une énumération des produits de fermentation susceptibles d'exercer une action pathogène, enfin un aperçu des conditions qui favorisent les fermentations anormales et la production de ces poisons.

Dans une deuxième partie vient, après quelques considérations sur le rôle anti-toxique du foie, l'histoire du foie dyspeptique avec ses deux formes : la congestion et la cirrhose; un quatrième chapitre concerne la forme anatomique de la cirrhose dyspeptique et la place qu'elle peut occuper parmi les scléroses du foie.

La troisième partie est réservée à la relation de mes expériences personnelles qui ont porté sur quelques-uns des agents *a priori* suspects des fermentations gastro-intestinales, et dont les résultats heureux montreront, je l'espère, l'influence légitime à laquelle peuvent prétendre les dyspepsies dans l'étiologie des cirrhoses du foie.

PREMIÈRE PARTIE

L'AUTO-INTOXICATION
D'ORIGINE GASTRO-INTESTINALE

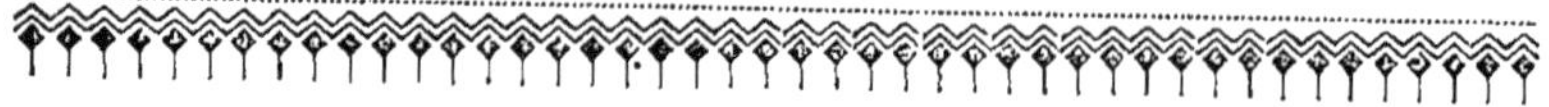

CHAPITRE PREMIER

CONSIDÉRATIONS GÉNÉRALES

« L'organisme est, à l'état normal comme à l'état pathologique, un réceptacle et un laboratoire de poisons » (Bouchard) (1).

Le livre savant de l'éminent professeur développe, avec une précision qui tient de la mathématique, l'aphorisme fatal, secret des misères de l'organisme, secret peut-être aussi de leur soulagement. La toxicologie devient désormais quasi toute la médecine, car elle étend son domaine au delà du monde minéral ou végétal; elle apprendra, il faut l'attendre avec espoir, ce que sont ces poisons microbiens et ce qu'ils nous veulent, elle montrera comment, opposant d'autres poisons à ces poisons, on en pourra neutraliser ou atténuer les effets; car tout médicament est poison et tout poison médicament. Et l'homme va de l'un à l'autre, demandant à celui-ci

(1) Bouchard, *Leçons sur les auto-intoxications dans les maladies*, p. 15, Paris, 1887.

de le protéger contre celui-là, au demeurant triste victime.

La doctrine de l'auto-intoxication est maîtresse aujourd'hui, grâce, il faut le reconnaître, à l'impulsion puissante de M. Bouchard, du plus grand nombre des chapitres de la pathologie qui ne relèvent pas d'une cause brutale, comme les intoxications exogènes et les infections spécifiques; encore ces dernières sont-elles souvent renforcées par l'auto-intoxication. Ce terme est de définition difficile, non point qu'on ne s'entende pas sur sa signification, mais parce qu'on ne sait vraiment à quelle limite exacte s'arrête sa propriété. Faut-il n'accepter que le sens littéral du mot et n'y rattacher que les poisons fabriqués dans notre organisme et par ses propres cellules? Ou bien considérer comme poisons autochtones tous ceux qui prennent naissance au dedans de nous, qu'ils procèdent de nos organites ou de leurs commensaux habituels, les microorganismes? Cette dernière interprétation, plus large et plus vraie à la fois, paraît répondre à la majorité des processus pathologiques, d'autant qu'il serait souvent impossible de faire la part des poisons de l'une et de l'autre origine. C'est l'idée généralement admise, c'est celle de M. Bouchard, et il s'en explique très nettement.

Or, en quel lieu de l'économie se peuvent trouver ces poisons en plus grande abondance que dans le tube digestif, surtout quand son fonctionnement normal est entravé pour une cause quelconque? « On a bien accepté, non sans se faire prier, dit M. Bouchard (1), que, le rein étant malade, il peut en résulter des accidents généraux..... Je me représente le rein comme un organe d'une dignité fonctionnelle inférieure à celle du tube digestif; il rejette au dehors de la matière sans la modifier, et cependant que de troubles ses maladies font apparaître dans l'organisme! Que ne peut-il donc se passer quand l'estomac est lésé, lui dont le dérangement fonctionnel dérange tout l'intestin? Comment son dérangement ne retentirait-il pas sur tout l'organisme? Songez à l'importance physiologique du tube digestif. Il introduit dans l'organisme toute la substance solide et liquide, tout, sauf l'oxygène, et avant d'introduire la matière, il doit l'élaborer. Il n'a donc pas seulement un rôle d'émonctoire, mais son mauvais fonctionnement doit vicier certains appareils d'émonction et les cellules de tout l'organisme. »

Certes, cette idée n'est pas neuve, puisqu'elle date d'Hippocrate (2) pour qui l'estomac est aux animaux ce que la terre est aux plantes : *Ut in arboribus terra, sic in animalibus alvus succum alibilem suppeditat.* D'où il suit que l'homme dont la digestion est défectueuse est comparable, dit Beau, à un arbre qui, fixé sur un sol stérile, finit par se dessécher et périr. *Morborum fere omnium causa est stomachi infirmitas*, dit encore Benedetti (3). On sait l'impor-

(1) Bouchard, *loc. cit.*, p. 181.
(2) Hippocrate, *De humoribus*, cap. iv.
(3) Alexander Benedictus, *Opera*, p. 1125. Basileæ, 1539.

tance, d'ailleurs excessive, que Broussais donnait à la gastro-entérite, et c'est presque le broussisme qui renaît de nos jours sous une autre forme.

On trouve dans Beau (1) mieux que l'indication des produits délétères venant d'un estomac malade : « Quand ces symptômes sont produits dans l'acte digestif, on peut toujours se demander s'ils dépendent d'une pure irritation sympathique, ou bien d'un produit digestif irritant transporté plus ou moins loin de l'estomac par le mouvement de la circulation..... Certains de ces symptômes se rapportent pour une part notable à l'altération du sang qui suit l'état dyspeptique. »

L'étude détaillée que fait Beau de ces altérations du sang cadre mal avec les découvertes modernes; mais sa *chylopathie* causant la *série hémopathique* des troubles dyspeptiques n'est pas pour déplaire à l'humorisme rénové.

La liste est longue des accidents et symptômes que les modernes attribuent à l'intoxication d'origine gastro-intestinale, et la terrifiante théorie des maladies que Beau rattachait à la dyspepsie ne paraît pas aujourd'hui si ridicule. Qu'on en juge plutôt :

M. Bouchard en fait dériver « des accidents si variés, si multiples, que leur énumération provoque de prime abord l'incrédulité ». Outre les accidents directs du côté du tube digestif et du côté du foie, sur lesquels on trouvera plus loin des détails, il y a tout

(1) Beau, *Traite de la dyspepsie*, Paris, 1866, p. 37.

un cortège d'accidents lointains des dyspepsies, ceux que l'on considérait jusqu'alors comme d'ordre réflexe et qui sont d'origine toxique :

Accidents nerveux. — Accablement au réveil, céphalée, tristesse, caractère plus difficile, sensibilité au froid, insomnie, vertiges, troubles de la vue, hallucinations, engourdissement partiel et passager des membres, contracture des extrémités, aphasie transitoire, syncope, palpitations, fausse angine de poitrine, sueurs nocturnes, névralgies intercostales;

Accidents cutanés. — Altération de la sécrétion des glandes sudoripares et sébacées, éruptions telles que l'eczéma, le pityriasis versicolor, l'urticaire, l'acné;

Accidents rénaux. — Albuminurie, peptonurie;

Accidents du côté de la nutrition générale. — Affaissement des forces, diminution de l'énergie physique et morale, amaigrissement, etc.; le système osseux lui-même n'est pas épargné et manifesterait sa souffrance par l'élargissement de la base de la deuxième phalange (nodosités de Bouchard), et quelquefois par l'ostéomalacie (1).

D'après M. Comby (2), la dyspepsie, dans son sens le plus large, est à la source du rachitisme (action dissolvante des acides de fermentation : lactique, acétique ou autre).

(1) C'est aussi sur l'auto-intoxication, d'origine pulmonaire cette fois, que repose la pathogénie de l'affection que M. Pierre Marie a appelée : *Ostéo-arthropathie hypertrophiante pneumique.*

(2) Comby, *Traité du rachitisme.* Paris, 1892.

Un élève des deux précédents (1) a fait, sur « les manifestations cutanées dues aux vices de la nutrition chez les enfants », une thèse où les troubles digestifs entrent pour une grande part dans l'étiologie.

Enfin, plusieurs maladies trouveraient, d'après M. Bouchard, dans les gastropathies une cause au moins occasionnelle : chlorose, phthisie pulmonaire, fièvre typhoïde (2).

Pour M. Bazy (3), l'ectasie gastrique jouerait, dans la genèse des complications des plaies, accidentelles ou chirurgicales, un rôle analogue à celui de l'alcoolisme, de l'impaludisme, du diabète, etc.

Dans la maladie gastrique dite « hypersécrétion permanente, ou maladie de Reichmann », Bouveret et Devic (4) ont étudié pathogéniquement la tétanie, déjà connue par les travaux de Neumann, Kussmaul, Galliard, Laprévotte, Dujardin-Beaumetz et Œttinger, F. Müller, Beurmann, etc. Ils sont parvenus à préparer, avec les produits de la digestion recueillis pendant un mois, un extrait alcoolique très convulsivant pour les animaux ; aussi rattachent-ils la tétanie à l'intoxication d'origine gastrique. Debove et Rémond (5) n'ont pu vérifier les assertions de Bouveret et Devic.

(1) René Millon, *Thèse de Paris*, 1893.
(2) Voir la thèse de P. Le Gendre, *Dilatation de l'estomac et fièvre typhoïde*. Paris, 1886.
(3) Bazy, *Arch. gén. de médecine*, mars 1889.
(4) Bouveret et Devic, *Revue de médecine*, janvier et février 1892.
(5) Debove et Rémond, *Traité des maladies de l'estomac*, p. 366. Paris, 1894.

Mais tout récemment, E. Cassaet et G. Ferré (de Bordeaux) (1), étudiant à ce point de vue le liquide gastrique d'un hyperpeptique qui ne présentait pas et n'avait jamais présenté de tétanie, ont pu provoquer, chez le lapin, en de nombreuses expériences, des phénomènes convulsifs très violents; ils ajoutent que la substance retirée des estomacs hyperchlorhydriques est en outre vaso-constrictive, myosique, anesthésique et dyspnéique immédiatement.

Déjà Brieger (2) avait isolé dans les produits de la digestion des matières albuminoïdes une substance également convulsivante, la *pepto-toxine*, répondant chimiquement aux corps de la série $C^nH^{2n}+1AzO^2$. Le poison tétanisant de Bouveret et Devic serait différent de cette pepto-toxine.

Ces auteurs lui attribuent également l'*épilepsie gastrique,* dite *épilepsie congestive,* observée par Pommay (3), surtout chez des gens pléthoriques et gros mangeurs, à la suite d'écarts de régime, de repas copieux avec des accès alcooliques.

La dernière expression de l'empoisonnement par les toxiques du tractus intestinal est l'état comateux signalé par von Jaksch, qui le compare au coma diabétique. Litten (4) l'a observé dans les états dyspeptiques graves et l'a décrit sous le nom de *coma*

(1) Cassaet et Ferré, *Soc. de biologie*, 23 juin 1894.

(2) Brieger, *Microbes, ptomaïnes et maladies*, trad. française de MM. Roussy et Winter. Paris, 1887.

(3) Pommay, *Revue de médecine*, 1881, p. 449.

(4) Litten, *Berliner klin. Wochenschr.* 1882.

dyspeptique. Stadelmann (1), Minkowski (2), Lépine (3), l'attribuent à une dyscrasie acide dont l'un des principaux facteurs est probablement l'acide β oxybutyrique. Or, dans l'urine de malades atteints de cancer de l'estomac, Klemperer (4) a trouvé cet acide, von Jaksch de l'acide acétique, et Sénator une quantité notable d'indican qui résulte de la putréfaction des albuminoïdes dans l'estomac et l'intestin.

A côté du coma dyspeptique doit prendre rang ce que Humbert a appelé la *septicémie intestinale*.

Voilà donc une véritable iliade de maux imputables à l'auto-intoxication d'origine gastro-intestinale. Il convient d'étudier maintenant, autant que le permet l'état de nos connaissances chimiques et bactériologiques, les produits normaux ou anormaux de notre tube digestif, ainsi que les facteurs de ces produits, les microzoaires, hôtes de la bouche, de l'estomac et de l'intestin. Mais à tenir compte de tous les poisons susceptibles d'être rencontrés dans le système digestif, il faut énumérer ceux qui, sous une forme déguisée, sont apportés par les aliments; leur rôle n'est pas négligeable, soit qu'ils agissent par eux-mêmes, soit qu'ils déterminent un trouble de la digestion pouvant donner naissance à d'autres toxiques.

(1) Stadelmann, *Arch. f. exp. Pathol.* Bd. XVII, p. 419.
(2) Minkowski, *Berl. klin. Woch.* 1887.
(3) Lépine, *Revue de médecine*, mars 1887.
(4) Klemperer, *Berl. klin. Woch.* 1889.

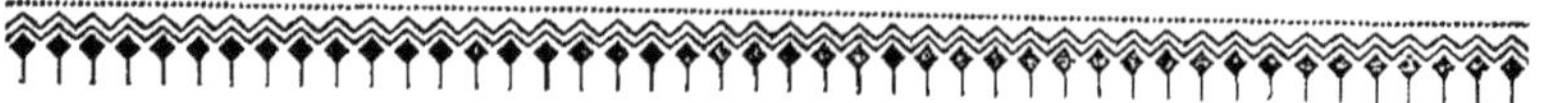

CHAPITRE II

LES POISONS DU TUBE DIGESTIF

POISONS D'ORIGINE ALIMENTAIRE. — L'histoire du *botulisme*, qui commence en 1735 à propos de l'empoisonnement par les saucisses, est trop connue aujourd'hui pour qu'il soit nécessaire d'y insister. Les recherches de Hoppe-Seyler, Brouardel et Boutmy, Gaspard et Panum, Bouchard, Selmi, Gautier, etc., ont montré que les accidents dus à l'ingestion de charcuterie avariée, de confit d'oie, de viande putréfiée, reconnaissaient pour cause des alcaloïdes très toxiques. Les poissons, les crustacés, les huîtres, les escargots, le pain moisi, les fromages, l'eau putride, contiennent souvent aussi des poisons analogues. On en trouvera la liste barbare dans l'ouvrage de M. Charrin : « Poisons de l'organisme (1) ».

Les microbes ne font pas défaut dans les ingesta.

(1) CHARRIN, *Encyclopédie Léauté*, Masson, Paris, 1893.

Pour ne parler que du pain, il peut porter avec lui, même quand il est en bon état de conservation, le *Penicillium glaucum*, l'*Ascophora nigricans*, l'*oidium aurantiacum*, le *Mucor mucedo*. Quant à l'eau, même potable, je n'entreprendrai pas l'énumération des microorganismes qu'elle véhicule; qu'on songe seulement au bacille de la fièvre typhoïde et au *Bacterium coli*.

Le pain apporte avec lui, surtout dans la mie, des substances que nous verrons plus tard être nuisibles si elles sont en suffisante abondance. La fermentation panaire porte sur deux éléments : l'amidon et le gluten.

L'amidon, en présence de la céréaline (diastase), se dédouble en maltose et en dextrine. La maltose, sous l'influence du *Saccharomyces minor*, fournit deux sucres : la dextrose et la lévulose, lesquels fermentent à leur tour pour produire de l'*alcool* et de l'acide carbonique qui fait lever le pain (Graham).

Le gluten, en présence du *Bacillus glutinis*, donne, pendant la cuisson, de l'*acide acétique*, de l'*acide butyrique*, de l'*acide lactique*; de plus on trouve dans le pain de la *leucine*, de la *tyrosine*, du *phénol*, c'est-à-dire les produits de la fermentation d'une substance azotée (Chicaudart). Or le *Bacillus glutinis* résiste, au centre de la mie, à la température à laquelle il est porté, et peut continuer dans l'estomac la fermentation acétique (Bouchard) (1).

« Chez certaines personnes, dit M. Bouchard,

(1) Tout récemment Walsh (*Associat. méd. britannique. Session de Bristol*, 1894) a prouvé que le pain, même au sortir du four, n'était

des aliments spéciaux, sans être nullement toxiques ni putrides, déterminent régulièrement une indigestion et des phénomènes graves. En pareil cas, s'il y a intoxication, elle est le fait non de l'aliment, mais de la non-digestion : les sucs gastriques cessent de transformer un aliment que l'estomac n'aime pas à recevoir ; le système nerveux produit des troubles sécrétoires : le suc gastrique cesse de fluer dans l'estomac, ou bien l'acide chlorhydrique en est absent au moment du conflit des aliments avec les microbes... Les fermentations anormales se produisent dans l'estomac et dans l'intestin; les produits toxiques de ces fermentations sont résorbés; il en résulte une intoxication. » Ceci n'est pas une simple vue de l'esprit, puisque, dans un cas de ce genre, M. Bouchard a pu évaluer la quantité de microbes au tiers de la masse fécale, laquelle contenait 15 milligrammes d'alcaloïdes par kilogramme; dans les urines se trouvait aussi une quantité d'alcaloïdes cinquante fois supérieure à la normale. Et cela par la seule multiplication des bactéries normales du tube digestif.

Ce sont maintenant ces fermentations gastro-intestinales qu'il faut étudier.

Poisons nés dans le tube digestif. — Il est bien

pas stérile et que bon nombre de microorganismes et surtout de spores, résistaient à la température qu'atteint au four le centre d'un pain. Il se demande si le pain ne serait pas dès lors un excellent moyen de propagation des maladies, et, en particulier, d'infections gastro-intestinales. George Brown est de son avis, et dans certaines infections cholériformes dont il a cherché à retrouver la cause, il a été amené à incriminer le pain et a fini par découvrir que la farine employée était avariée.

établi aujourd'hui, ainsi que Prout (1) l'avait soutenu en 1824 et comme l'ont prouvé surtout Richet et Berthelot, que l'acide normal du suc gastrique est un acide minéral, l'acide chlorhydrique. Que cet acide soit mis en liberté secondairement dans l'estomac, celui-ci sécrétant des chlorures alcalins, comme l'ont prétendu Hayem et Winter, ou que, comme l'ont montré Ewald (2), Martins et Lüttke (3), il résulte directement de la fonction glandulaire (cellules pariétales de Heidenhaim ou cellules délomorphes de Rollet) (4) peu importe ; il suffit de retenir ce fait : il n'y a pas normalement dans l'estomac d'autre acide que l'acide chlorhydrique ; ou plutôt celui-ci est seul nécessaire à la digestion.

D'où il suit que les acides organiques qu'on peut y rencontrer sont au moins inutiles, sinon nuisibles. Mais avant de dire un mot sur chacun d'eux, il convient de s'arrêter aux variations en plus ou en moins de cet acide chlorhydrique, celui-ci ayant été considéré comme un antiseptique s'opposant à la production des acides organiques et aux fermentations anormales.

C'est ce qu'ont en effet paru démontrer *in vitro* les expériences de Cohn et Hirschfeld, de Straus et Wurtz (5). Mais il faut remarquer la réserve qu'ap-

(1) PROUT, *Phil. Trans.* 1824.

(2) EWALD, *Zeitschrift f. klin. Med.* 1892.

(3) MARTINS ET LÜTTKE, *Die Magensaure des Menschen*, Stuttgart, 1892.

(4) Voir à ce sujet les travaux de SWICCICKI et de SEHRWALD, *Münch. med. Wochenschrift*, n° 11, 1889.

(5) STRAUS ET WURTZ, *Arch. de méd. expérim.* 1889, p. 370.

portent ces derniers auteurs dans l'interprétation de leurs résultats. En effet, du suc gastrique de chien ou d'homme qui contient à l'état normal une infinité de microbes, est-il ensemencé dans les vingt-quatre heures qui suivent son extraction, les colonies développées au bout de quelques jours sont *innombrables;* avec du suc gastrique recueilli depuis quatre jours, elles sont encore en nombre respectable (675 sur un tube d'Esmarch); le développement n'est absolument entravé qu'avec du suc gastrique âgé de huit jours. Il ne détruit donc qu'*au bout d'un temps plus ou moins long* les microbes et les germes qu'il renferme. L'acide chlorhydrique seul, dilué dans l'eau dans la même proportion où il l'est dans les divers sucs gastriques, se comporte à ce point de vue à peu près comme le suc gastrique lui-même. Mais que penser de l'action antifermentescible d'un suc gastrique dilué par les aliments et les boissons, alors surtout que les microbes sont plus ou moins « enfermés dans les tissus animaux et végétaux, et en partie protégés par eux » ? Aussi MM. Straus et Wurtz avouent que dans leurs expériences « l'effet antiseptique obtenu est un effet *maximum* qui ne se réalise jamais dans les mêmes proportions que dans la digestion physiologique ». D'après Miller, il faut au moins 2 p. 1000 d'HCl pour arrêter les fermentations produites par les microbes qu'il a trouvés dans les voies digestives.

On est donc obligé de restreindre beaucoup l'importance de l'acide chlorhydrique comme antiseptique, et on n'a pas le droit de conclure à la plus ou moins grande probabilité de fermentations anormales dans un estomac d'après la plus ou moins grande quantité d'acide chlorhydrique qu'il contient. Les faits, d'ailleurs, l'ont bien montré. Lesage (1), examinant comparativement les microorganismes d'un certain nombre d'estomacs atteints de diverses affections, est arrivé à cette conclusion en apparence paradoxale : il y a peu de microbes dans les estomacs hypochlorhydriques, il y en a bien davantage dans les estomacs hyperchlorhydriques. Or, ce sont les microbes qui font les fermentations. Bouveret (2) avait depuis longtemps remarqué que les microbes ne font pas défaut dans les liquides provenant des estomacs atteints d'hypersécrétion permanente; Mathieu et Rémond (3) avaient trouvé que dans les estomacs dilatés des hypersécréteurs chlorhydriques les acides organiques de fermentation atteignaient un chiffre aussi élevé que dans les estomacs cancéreux privés d'acide chlorhydrique. Soupault (4) a fait souvent la même constatation.

Les fermentations sont donc fréquentes dans toutes les variétés du chimisme gastrique. C'est ce qu'il était important d'établir d'abord.

Acide lactique. — On a vu plus haut qu'une certaine quantité d'acide lactique était apportée dans l'estomac par la mie de pain ; la chair musculaire en

(1) LESAGE, cité par HAYEM, *Leçons de thérapeutique*, 4e série, p. 201.
(2) BOUVERET, *Traité des maladies de l'estomac*, 1893, p. 132.
(3) MATHIEU ET RÉMOND, *Soc. méd. des hôpitaux*, 1892.
(4) SOUPAULT, *Des dyspepsies nerveuses ; Thèse de Paris*, 1893, p. 35.

apporte aussi notablement (acide sarcolactique). Il provient enfin de la fermentation buccale des amylacés sous l'influence de la ptyaline et du *bacille lactique* de Pasteur (ou d'un bacille très analogue et doué de la même propriété) que Miller (1) a retrouvé dans la bouche. Du reste, un certain nombre de microbes, introduits dans des milieux contenant des substances hydrocarbonées, y développent une fermentation dont un des produits est l'acide lactique. La fermentation lactique transforme le sucre de lait en acide lactique, le sucre de lait passant d'abord probablement à l'état de glycose dont deux molécules en donnent quatre d'acide lactique.

$$2(C^6H^{12}O^6)=4(C^3H^6O^3).$$

Cet acide se trouve donc dans l'estomac, et il s'y trouve seul, au début de la digestion. A mesure que l'HCl est sécrété, l'acide lactique diminue et il finit par disparaître complètement. C'est ce qu'ont établi Ewald et Boas (2) qui distinguent trois périodes dans la digestion d'un repas mixte :

Stade lactique pur.............	50 à 60 minutes.
Stade lacto-chlorhydrique......	60 à 70 —
Stade chlorhydrique pur........	jusqu'à la fin.

Après le repas d'épreuve d'Ewald, il est rare que la proportion d'acide lactique rencontré chez un homme sain dépasse 0,1 à 0,3 p. 1000 ; on n'a généralement pas de réaction nette avec la liqueur

(1) MILLER, *Die Microorganismen der Mundhöle*, Leipzig, 1889.
(2) EWALD ET BOAS, *Virchow's Archiv*. Bd. C et CI.

d'Uffelmann ; une quantité suffisante pour produire la coloration jaune caractéristique est l'indice d'un état pathologique et, disent Debove et Rémond, très souvent d'un cancer de l'estomac.

L'acide lactique, même sous forme de lactate de soude, est toxique. Klein (1), élève de Lépine, a pu déterminer la mort, chez le cobaye, avec une dose d'environ 1 gramme et demi par kilogramme.

MM. Bourget et Frémont (2) pensent qu'à lui seul l'acide lactique peut produire le pyrosis. Nous verrons plus loin ce qu'il peut faire sur le foie.

Acide acétique. — Il en est de même pour l'acide acétique. Cet acide (ou ses éthers) dont l'odeur se reconnaît facilement, existe en quantité notable dans les vomissements après une indigestion; on le rencontre dans l'estomac des buveurs d'alcool et des dyspeptiques. C'est grâce au *Mycoderma aceti* que l'alcool est transformé en acide acétique.

$$C^2H^6O + 2O = H^2O + C^2H^4O^2.$$

Cette transformation ne peut guère avoir lieu dans l'estomac, car elle cesse à 35°. Mais l'acide acétique est un produit accessoire de la fermentation lactique des substances hydrocarbonées, et, de fait, on le trouve toujours associé à l'acide lactique dans les vomissements des enfants à la mamelle.

Bouveret (3) a remarqué que la fermentation acé-

(1) KLEIN, *De la fatigue et du surmenage*, Th. de Lyon, 1886.
(2) BOURGET ET FRÉMONT, cités par SOUPAULT, *loc. cit.*, p. 48.
(3) BOUVERET, *loc. cit.*, p. 125.

tique accompagne plutôt les dilatations avec hypersécrétion, tandis que la fermentation butyrique se rencontre de préférence dans les cas de diminution de la sécrétion chlorhydrique. Cette observation, dit-il, coïncide avec les résultats des expériences de M. Paschutin qui démontrent que l'HCl arrête la fermentation butyrique.

Acide butyrique. — L'odeur aigre et nauséeuse de cet acide est particulièrement connue des dyspeptiques. Cette odeur est tellement pénétrante qu'une goutte laissée à l'air libre peut être sentie à distance et pendant plusieurs heures. Il est synonyme de fermentation anormale; sa présence dans les liquides de digestion, surtout en quantité appréciable, est en quelque sorte pathognomonique.

Les agents de la fermentation butyrique sont nombreux; on connaît les principaux : le *Bacillus butyricus* de Pasteur ou *Clostridium butyricum* de Prazmowski, le *Bacillus amylobacter* de Trécul et Van Tieghem, le *Bacillus butylicus* de Fitz. Tous ces organismes sont anaérobies ; aussi leur action est-elle favorisée par la présence du *Bacillus lacticus* qui absorbe l'oxygène. En effet, la fermentation lactique précède la fermentation butyrique, et c'est sur l'acide lactique qu'agissent les anaérobies en donnant de l'acide butyrique, de l'acide carbonique et de l'hydrogène :

$$2\,(C^3H^6O^3) = C^4H^8O^2 + 2CO^2 + 4H.$$

C'est de cette réaction que provient l'hydrogène qu'on rencontre dans les estomacs dilatés.

O. Weber avait noté que les chats sont très sensibles à l'action de l'acide butyrique, et Meyer (1) a confirmé cette observation.

Acide valérique ou valérianique. — Sa présence n'a été que rarement signalée dans les liquides gastriques, sans doute parce qu'on l'y recherche rarement. Il est d'ailleurs assez difficile à distinguer de l'acide butyrique, à la série duquel il appartient.

C'est un produit de l'oxydation de l'alcool amylique que les buveurs ingèrent le plus souvent en grande quantité. La leucine, produit de putréfaction des matières albuminoïdes, donne aussi facilement naissance à l'acide valérique, surtout dans un milieu alcalin comme l'est le résidu des digestions défectueuses.

Acide propionique. — Il a été trouvé quelquefois dans le suc gastrique et particulièrement dans les estomacs dilatés (Debove et Rémond) ; on ne l'y recherche jamais dans l'étude courante du chimisme stomacal.

C'est l'homologue immédiatement supérieur de l'acide acétique. Il prend naissance, en milieu alcalin, dans l'oxydation du sucre, de l'amidon, de la gomme, de l'alcool et de l'acétone.

Mayer (2) a vu que le propionate de soude, à la dose d'un gramme par kilogramme, en injection sous-cutanée, détermine chez le chat une grande somnolence.

(1) MEYER, *Recherches sur l'action toxique de quelques acides de la série grasse.* — *Arch. f. exp. Pathol.*, Bd. XVIII.

(2) MAYER, *loc. cit.*

Acides gras. — Les acides *oléique, palmitique, margarique, stéarique* sont ingérés avec toutes les graisses. Ils se trouvent en grande quantité dans le tube intestinal où s'opère la saponification. Mais ils peuvent être mis en liberté dans les estomacs où se font des putréfactions.

Ils ne paraissent avoir, au point de vue toxique ou irritant, qu'une importance négligeable, comme on le verra dans la partie expérimentale de ce travail ; mais leur présence dans l'estomac contribue à favoriser les fermentations anormales.

Acide oxalique. — Celui-ci, certes, est un poison. Il existe dans l'économie à l'état d'oxalate de calcium, et passe inaperçu pendant l'état de santé, car d'une part il est détruit dans le sang où il passe à l'état d'urate, et d'autre part il est éliminé par les urines.

Son origine s'explique facilement, non seulement par l'ingestion d'aliments qui en contiennent (oseille, tomates, rhubarbe), mais encore parce qu'il est un des produits les plus communs de l'oxydation des substances organiques. En effet, les oxydations, dans l'organisme aussi bien que dans le tube digestif, sont ménagées, et ce n'est que graduellement et par des substances intermédiaires que l'on arrive aux derniers termes d'oxydation d'un corps.

C'est ainsi que l'acide urique, par oxydation incomplète, lui donne naissance au lieu de se réduire en urée et acide carbonique. Un *ralentissement de la nutrition*, selon l'heureuse expression de M. Bouchard, une hématose incomplète, favorisent la production d'acide oxalique; dans ces conditions, l'inosite des muscles, le glycogène du foie sont sa principale source.

Dans le tube digestif, sa présence et sa formation ont été mal étudiées jusqu'ici. On comprend cependant qu'il puisse résulter de l'oxydation incomplète des substances sucrées et amylacées, ainsi que de la réduction de l'anhydride carbonique après l'ingestion de boissons qui en contiennent (vins mousseux, bières, etc.) ou de carbonates acides. Il est aussi un des dérivés de la leucine dont il a été question à propos de l'acide valérianique.

Bayard (1) le considérait comme le produit de certaines affections gastriques.

Tout récemment, le Dr Boursier (2) (de Contrexéville), ancien interne des hôpitaux de Paris, a exprimé la même opinion. « Chez certains malades, dit-il, l'oxalate de chaux paraît s'éliminer d'une façon permanente et s'accompagner d'un certain nombre de symptômes (dyspepsie, troubles nerveux) qui semblent donner naissance à une maladie spéciale : l'*oxalurie*. Mais la *dyspepsie* est un des symptômes les plus fréquents chez les oxaluriques, et la formation des oxalates semblerait être une conséquence de cette dyspepsie. L'*oxalurie serait plutôt un symptôme d'une forme de dyspepsie qu'une maladie distincte.* »

Ce qui montre bien qu'il s'agit d'une auto-intoxica-

(1) BAYARD, *Traité pratique des maladies de l'estomac*, 2e édit. 1872, p. 213.

(2) A. BOURSIER, *Ann. de la Société d'hydrologie*, analysé in *Journal de méd. et de chir. pratiques*, 25 juin 1894.

tion, d'une imprégnation chimique, c'est qu'il y a dans ces cas des maux de tête, des troubles de la vue, comme dans l'urémie ; la peau est sèche et rugueuse, se couvre par moments de sueurs abondantes ; les furoncles, les anthrax sont fréquents.

Aldéhydes. — Les aldéhydes sont les premiers produits d'oxydation des alcools ; mais ce n'est pas seulement comme dérivés des alcools qu'ils ont leur place ici.

« Dans une hypothèse célèbre, Liebig a admis que les acides organiques une fois formés peuvent donner naissance à des aldéhydes par une réduction ultérieure » (Wurtz, *Chimie biologique*). D'autre part, Guckelberger (1), en oxydant les matières albuminoïdes, a obtenu des proportions notables d'aldéhyde ordinaire, propionique, butyrique, benzoïque (essence d'amandes amères). Or, les acides organiques se forment dans les estomacs dilatés et les albuminoïdes y subissent toute espèce de transformations.

A supposer que les aldéhydes n'aient par elles-mêmes aucune influence nocive (voir la partie expérimentale), elles en prennent une par la propriété qu'elles ont de produire un acide sous l'influence des agents d'oxydation pour l'alcool ordinaire :

C^2H^6O	C^2H^4O	$C^2H^4O^2$
Alcool éthylique.	Aldéhyde ordinaire.	Acide acétique.

Nous retrouvons donc par son intermédiaire l'acide acétique.

(1) Cité par Œchsner de Coninck, *Chimie organique*, 1892.

De fait, on a constaté la présence d'une minime quantité d'aldéhyde dans le vinaigre (Œchsner de Coninck); dans les fermentations alcooliques effectuées à l'abri de l'air, l'alcool est oxydé à l'état d'aldéhyde (Schützenberger et Destrem); le champignon du muguet transforme l'alcool en aldéhyde (Linossier et G. Roux); enfin la simple exposition de l'aldéhyde à l'air suffit pour la transformer en acide acétique.

Acétones. — Les acétones sont les aldéhydes des alcools secondaires. On sait que, depuis que Markownikoff en a constaté la présence dans l'urine des diabétiques, on attribue à l'acétone le principal rôle dans le coma diabétique. Stadelmann, Külz, Minkowski, Lépine (1), ont montré que l'acétone n'est que le dernier terme de l'oxydation des acides β oxybutyrique et diacétique et que c'est à cette dyscrasie acide et à la toxicité de ces corps qu'il convient de rapporter le coma diabétique. En effet, l'acide β oxybutyrique est un homologue *supérieur* de l'acide lactique, et à ce titre est très probablement *plus toxique* que lui.

Or, d'où viennent ces acides? de la fermentation et des dédoublements chimiques des matières albuminoïdes sous l'influence d'oxydations graduées; l'acétone ne serait que le *témoin* de ces processus chimiques complexes conduisant à la formation de produits intermédiaires toxiques. Et ces transformations imparfaites des albuminoïdes ne se passent pas

(1) Lépine, *loc. cit.*

seulement dans l'intimité de nos tissus, comme dans le diabète, mais aussi dans le tube digestif. H. Lorenz (1), assistant du professeur Nothnagel, a étudié avec soin *l'acétonurie et la diacéturie d'origine digestive*. Déjà, en 1860, Kaulich avait trouvé l'acétonurie dans diverses maladies qui avaient comme expression commune des troubles digestifs, et avait admis que l'acétone se forme dans le tractus gastro-intestinal. Von Jaksch (2) l'a retrouvée dans bon nombre d'états pathologiques, en particulier dans le *coma dyspeptique*. Lorenz a étudié les choses de plus près. Il a rencontré l'acétonurie, et quelquefois la diacéturie, dans les troubles gastriques consécutifs à l'ingestion de viandes gâtées, dans l'ulcère et la dilatation de l'estomac, dans les gastro-entérites chroniques, mais surtout aiguës. L'aggravation des symptômes coïncide avec une augmentation de l'acétone éliminée. Il a retrouvé l'acétone, mais avec moins de constance, dans les névroses de l'estomac, les crises gastriques du tabes ; dans quatre cas d'hystérie avec troubles digestifs il y avait de l'acétone dans les urines ; dans deux d'entre eux, de l'acide acétylacétique ; dans un, de l'acide β oxybutyrique.

Lorenz regarde comme relevant de l'intoxication par l'acétone, ou par d'autres substances intermédiaires aux albuminoïdes et à ce corps, certains symptômes habituellement rattachés aux troubles digestifs ; telles sont la sensibilité de l'épigastre et les douleurs spon-

(1) Lorenz, *Zeitschr. f. klin. Med.* XIX Bd.
(2) Von Jaksch, *Zeitschr. f. klin. Med.* XI Bd.

tanées (crampes) de la région stomacale. La raison qu'il en donne est que ces phénomènes peuvent tenir à une irritation du plexus cœliaque dont l'extirpation déterminerait l'acétonurie d'après Churton et Lustig. D'un autre côté, les troubles fonctionnels du plexus cœliaque conduisent facilement aux fermentations anormales et pourraient bien déterminer aussi l'acétonurie.

Lorenz considère le tube digestif comme lieu de production de l'acétone dans les cas d'acétonurie digestive. Il a trouvé ce produit dans les matières stomacales et surtout intestinales dans tous ses cas cliniques, sauf dans les affections nerveuses de l'estomac.

Autres poisons. — Signalons encore dans l'estomac la présence de la *syntonine* ou albumine acide qui, non transformée ultérieurement en peptones, aurait une certaine toxicité. Tous ces premiers termes de la digestion des albuminoïdes sont encore insuffisamment connus, surtout au point de vue de leur nocivité.

Rappelons pour mémoire la *peptotoxine* de Brieger.

Enfin, si nous passons dans l'intestin, à côté des corps cités plus haut, nous trouverons les *produits d'excrétion de la bile* très toxiques par eux-mêmes (puisque 5 centimètres cubes de bile de bœuf tuent un lapin de 1500 grammes), et qui sont en partie résorbés par l'intestin ; l'*indol*, le *scatol*, le *crésol*, les *phénols*, l'*excrétine* de Marcet, les sels de potasse, les *hydrogènes carboné* et *sulfuré*, etc. M. Bouchard a montré d'une façon précise la toxicité du contenu intestinal ; l'extrait aqueux, mais surtout l'extrait alcoolique de matières fécales, tue les animaux à de faibles doses.

Microorganismes. — Les produits nombreux ci-dessus énumérés résultent pour la plupart de l'action des microorganismes, ferments ou microbes, contenus dans le tube digestif. Ceux-ci sont déglutis avec les aliments, qu'ils y soient contenus ou qu'ils se mêlent à eux à leur passage dans la bouche ; la salive déglutie en amène un grand nombre ; enfin certaines espèces habitent normalement l'estomac, et surtout l'intestin, où l'alcalinité permanente du milieu favorise leur pullulation. On ne parle presque plus aujourd'hui de la propriété antifermentescible de la bile. Létienne (1) a montré que son action antiseptique doit être considérablement réduite. Certains microbes, tels que le *Staphylococcus aureus* et le *Bacillus coli communis* vivent aisément dans la bile pure. Certaines biles sont même particulièrement propices au développement des microorganismes.

Dans l'estomac, même normal, les bactériologistes ont révélé la présence de nombreuses espèces :

La *sarcine*, découverte en 1842 par Goodsir et complètement étudiée depuis par Falkensheim, n'a pas de signification propre. Elle est surtout abondante dans les estomacs dilatés et cancéreux. On a cité des cas, dit Bouveret, dans lesquels une goutte de liquide gastrique était aussi riche en sarcines qu'une goutte de liquide de culture.

(1) LÉTIENNE, *Thèse de Paris*. 1891.

De Bary a trouvé plusieurs champignons : l'*Oidium albicans*, le *Leptothrix buccalis*, et un nouveau qu'il appelle *Bacillus geniculatus.*

Abelous (1) a compté dans l'estomac sain 16 espèces dont 7 connues : la *sarcine*, le *Bacillus pyocyaneus*, le *Bacillus lactis erythrogenes*, le *Bacillus subtilis*, le *Vibrio rugula*, le *Bacillus amylobacter*, le *Bacillus megaterium.*

Capitan et Moreau (2) ont isolé trois types indéterminés.

En outre, il existe des levures, parmi lesquelles la *levure alcoolique.* Enfin, nous avons signalé, chemin faisant, les microbes des diverses fermentations.

Mais, dans les estomacs malades avec ralentissement de la sécrétion, le *Bacillus coli communis* serait, d'après Lesage, le plus fréquent; sa virulence serait faible ou nulle. Cependant, deux expérimentateurs italiens, MM. Cesaris-Demel et Orlandi (3), ont pu se convaincre que le *Bacillus coli* acquiert une grande virulence par sa culture dans le suc gastrique, à tel point que les cobayes, ordinairement peu sensibles à l'action de ce microbe, succombent à la suite d'une injection de 1 centimètre cube de ce liquide dans le péritoine.

Le *Bacillus coli* est l'hôte dangereux de l'intestin; il y règne en despote, il y pullule en liberté et sa virulence emprunte à des conditions que nous connaissons

(1) Abelous, *Thèse de Montpellier*, 1888.

(2) Capitan et Moreau, *Soc. de biologie*, 1889.

(3) Cesaris-Demel et Orlandi, *Acad. méd. de Turin*, séance du 28 janv. 1893.

très imparfaitement encore une exaltation plus ou moins passagère qui peut l'élever au rang de microbe pathogène. Ses produits de sécrétion, même alors qu'il paraît le plus inoffensif, doivent toujours être suspects. De jour en jour grossit le chapitre des actes pathologiques qu'on lui impute, et son histoire devient plus complexe et aussi sombre que celle de tel ou tel microbe noble et plus ou moins fixe dans sa nocivité. C'est une espèce robuste qui s'accommode aussi bien de la présence que de l'absence d'oxygène, et qui trouve, dans son association avec d'autres microbes, une force nouvelle. C'est le parasite par excellence, aussi bien de l'homme que des animaux et des micro-organismes eux-mêmes, qui sait mettre à profit toutes les occasions de nuire à son hôte ; et s'il justifie le nom de *microbe à tout faire* qu'un homme spirituel lui a donné, c'est par la coupable complaisance qu'il met à toutes les besognes : il est *capable de tout*. Qu'on veuille bien se reporter, pour ses mœurs naturelles et son rôle pathologique, à l'excellente monographie de Macaigne (1) et aux diverses publications faites depuis à la Société de Biologie et à la Société des Hôpitaux par différents auteurs, entre autres par mon maître, M. Hanot (2), et par moi-même (3).

Bien qu'ils aient leur importance, non seulement

(1) M. Macaigne, *Thèse de Paris*, 1891.

(2) Hanot, De l'ictère grave hypothermique, *Arch. gén. de médecine*, avril 1893. — Ictère grave hypothermique colibacillaire, *Soc. de biologie*, 17 février 1894 et *Soc. méd. des hôpitaux*, 4 mai 1894.

(3) Boix, De l'action hypothermisante du *Bacillus coli communis*, *Mémoire à la Soc. de biologie*, 27 mai 1893, et 8 juin 1895.

comme agents de distension, comme milieux privés d'oxygène et par conséquent favorables au plus grand nombre des bactéries, mais encore comme toxiques, je ne dirai rien des *gaz de fermentation*, acide carbonique, hydrogène et hydrogène sulfuré.

On trouve souvent dans l'estomac malade, chez les alcooliques, chez les dilatés, la *bile* et le *suc pancréatique*, dont le reflux est rendu plus facile par l'atonie du pylore et par l'existence d'une altération duodénale. Leur alcalinité favorise au plus haut point les fermentations secondaires et la production d'acides organiques; la bile d'ailleurs apporte les matières excrémentitielles du foie et le suc pancréatique une certaine quantité d'acides gras. On vient de lire ce que vaut aujourd'hui la bile comme antiseptique.

Enfin un dernier élément vient en aide aux processus fermentatifs, surtout dans l'estomac : c'est le *mucus*, toujours présent dans la cavité gastrique au moment de la digestion, et dans la plupart des gastropathies en permanence et en grande quantité. On le croyait doué de propriétés saccharifiantes, et susceptible à lui seul de produire les acides organiques que nous avons étudiés, rôle aujourd'hui dévolu aux ferments et aux microbes. Il se contente, et c'est assez, de leur fournir une alcalinité constante et de les protéger, en les enrobant, eux ou les aliments qui les contiennent, contre l'action possible de l'acide chlorhydrique.

Minkowski (1) résume ainsi le bilan des fermen-

(1) MINKOWSKI, *Mittheil. aus. der med. Klin. zu Königsberg*. Leipzig, 1888.

tations gastriques : « Elles donnent naissance à des produits de nature à irriter la muqueuse et à y provoquer un état catarrhal; elles développent des gaz, parfois en grande quantité, cause de malaises pour le patient et d'aggravation pour l'atonie gastrique; parmi les substances produites, certaines exercent une influence toxique; les fermentations des albuminoïdes peuvent engendrer des bases qui neutralisent l'acide chlorhydrique sécrété; les fonctions gastriques troublent les fonctions de l'intestin. »

Il n'était pas hors de propos de passer en revue, au moins d'une façon sommaire, les poisons du tube digestif. Une étiologie soucieuse de la vérité devait justifier la doctrine désormais souveraine de l'auto-intoxication, et n'aborder la pathogénie qu'en suffisante connaissance de cause.

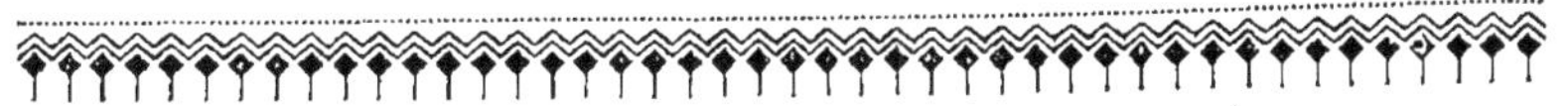

CHAPITRE III

CONDITIONS QUI FAVORISENT LA PRODUCTION DE CES POISONS

Il convient maintenant d'analyser les conditions dans lesquelles les fermentations anormales prennent naissance et quelles sont, parmi les maladies de l'estomac ou de l'intestin, celles qui réalisent ces conditions.

Deux causes jouent le principal rôle : l'*insuffisance de la motilité* et la *stagnation des ingesta*. L'insuffisance de l'acide chlorhydrique comme antizymotique met au second plan la diminution de la sécrétion du suc gastrique; au second plan aussi, mais avec une certaine importance, se placent les altérations de la muqueuse.

C'est donc la *dilatation de l'estomac* qu'il faut envisager surtout.

M. Bouchard la définit ainsi : « Tout estomac qui ne se rétracte pas étant vide est un estomac dilaté. » Cette définition, absolument exacte au point de vue anatomique, n'est peut-être pas assez compréhensive, et si elle laisse entendre que cet estomac qui ne se rétracte pas retient un chyme imparfaitement élaboré et en fermentation, elle ne le dit pas.

M. Bouveret est plus explicite. Pour lui, la dilatation de l'estomac est « un état pathologique durable que caractérisent tout à la fois l'augmentation du volume, la diminution de la tonicité et l'existence de la rétention. Par là, l'estomac dilaté se distingue du grand estomac et de l'estomac insuffisant. »

Plus pratiques, MM. Debove et Rémond la définissent : « Une insuffisance des fonctions motrices, telle que l'organe contient habituellement, le matin à jeun, des aliments en quantité notable. »

On a voulu distinguer de la dilatation poussée à cette extrême limite (au sens physiologique), la *distension simple* et l'*atonie*. Rosenbach admet un certain degré de relâchement qu'il appelle *insuffisance gastrique*. Boas a proposé le mot de *myasthénie*. Il y a dans ces cas une diminution plus ou moins marquée de la tonicité et de l'élasticité de la tunique musculaire; l'estomac clapote facilement pendant toute la durée ou la majeure partie de la période digestive; mais, petit ou grand, il est vide dans la matinée, ou ne contient que des produits de sécrétion, mucus ou suc gastrique.

Il me semble qu'il n'y a pas grand intérêt à différencier par des mots le degré plus ou moins marqué de dilatation stomacale et de stase alimentaire. Où finit l'atonie? Où commence la dilatation? A quelle heure faut-il que l'estomac soit complètement vide pour qu'on décide s'il y a oui ou non stagnation des aliments? Un mot me paraît pouvoir rendre avec vérité, au point de vue du résultat pathogène, l'état d'un estomac dont la motricité est défectueuse, et j'accepterais volontiers cette définition, si c'en est une :

La dilatation stomacale, c'est la constipation de l'estomac. — Ce mot entend à la fois l'asthénie de la tunique musculaire, la stase alimentaire qui s'ensuit et les fermentations anormales qui en sont la conséquence. Il envisage le mot *dilatation* dans son sens le plus large et établit un rapprochement trop souvent négligé entre l'état de l'estomac et celui de l'intestin. « C'est une faute, dit Lasègue (1), d'isoler par une analyse arbitraire la pathologie gastrique de la pathologie intestinale. » Ces deux parties du tube digestif sont solidaires et l'on pourrait dire que l'*auto-intoxication d'origine gastro-intestinale trouve sa raison suffisante dans la constipation.*

Quelle qu'en soit la cause, obstacle pylorique de toute nature, gastrite chronique, atonie primitive ou nerveuse, excès d'aliments ou de boissons, la dilatation stomacale avec stagnation des ingesta est, tout comme l'atonie intestinale avec coprostase, une source de substances nuisibles d'autant plus facilement absorbées que la stase est plus longue.

C'est ce que M. Bouchard a traduit en langage clinique : « L'appétit est en général conservé ; il peut être augmenté. La plupart des dilatés mangent copieu-

(1) Lasègue, *Introduction au Traité des mal. de l'estomac de Brinton*, 1870.

sement. L'ingestion n'est nullement douloureuse. Mais au bout de 2, 3, 4 heures, l'estomac se ballonne, des éructations se produisent, inodores d'abord, puis *aigres*, quelquefois *fétides;* une sensation de pesanteur, de brûlure à l'épigastre, du pyrosis, des régurgitations dont l'odeur aigre *démontre* la réalité des fermentations anomales qui s'opèrent dans l'estomac, car l'acide chlorhydrique n'a pas d'odeur aigre, celle-ci est due à l'acide acétique.

« Les matières fécales sont généralement pâteuses, puantes, acides ; quoique molles, elles sont expulsées lentement et avec peine. Leur acidité est due, on peut s'en assurer, à la prédominance de l'acide acétique.

« La conséquence de ce développement d'acide dans toute la longueur du tube digestif est un état inflammatoire. On observe le catarrhe de l'estomac, la gastrite ulcéreuse, à laquelle les malades peuvent succomber après 25 ans de *mauvais estomac;* ce sont les *faux cancéreux*, comme on l'a dit, ou gastrites malignes sans tumeur.

« Le gros intestin s'enflamme ; autour des matières fécales se voient des sécrétions glaireuses, du sang quelquefois (entérite membraneuse) (1). »

A la dilatation proprement dite de l'estomac s'ajoute, après un certain temps de gastropathie, la gastrite chronique qui contribue, par l'abondance du mucus sécrété, à la production de fermentations anormales.

C'est à M. Hayem surtout que revient le grand

(1) BOUCHARD, *loc. cit.*, p. 171.

mérite d'avoir montré que l'aboutissant de la plupart des inflammations de la muqueuse stomacale est la transformation muqueuse des glandes de l'estomac. On sait que, au point de vue anatomo-pathologique, comme au point de vue physiologique, on peut diviser les éléments cellulaires de l'estomac en deux appareils. Le premier, *muco-pylorique*, comprend : 1° tout l'épithélium de surface qui fournit le mucus (cellules caliciformes), et 2° les cellules principales des glandes pyloriques, qui ne fabriquent pas de mucus comme on l'a cru, mais dont la sécrétion semble dépourvue de propriétés digestives, quoique contenant des ferments. Le second est l'appareil peptique comprenant l'ensemble des glandes renfermant à la fois des cellules de bordure et des cellules de charpente.

Or, que se passe-t-il dans la plupart des gastrites, soit immédiatement dans la gastrite dite muqueuse d'emblée, soit à la longue, dans la gastrite hyperpeptique ? *Une transformation muqueuse* des glandes de l'estomac. L'épithélium de surface est hypertrophié, et atteint dans sa couche profonde une activité multiplicative cellulaire. Au niveau du fond des entonnoirs, du collet des glandes, partent des bourgeons cellulaires qui s'enfoncent dans les mailles du tissu aréolaire. Ces bourgeons ne tardent pas à donner des glandes de nouvelle formation qui viennent remplacer en partie les glandes altérées ou atrophiées, de sorte que c'est une muqueuse nouvelle qui a remplacé l'ancienne, et que, physiologiquement, il en résulte la perte des propriétés digestives du suc gastrique (Hayem) (1).

Cette constatation anatomique (et elle est manifeste sur les préparations de M. Hayem que j'ai eu l'honneur d'examiner dans son laboratoire) donne l'explication lucide de ce que la clinique avait depuis longtemps constaté, à savoir : la diminution des fonctions digestives en relation avec une quantité de mucus très considérable.

« A un premier stade de catarrhe acide, disent Debove et Rémond (2) (que la gastrite soit d'une origine quelconque), succède peu à peu une diminution de la sécrétion chlorhydrique remplacée par un liquide muqueux neutre ou alcalin, encore riche en pepsine ; mais ce ferment lui-même ne tarde pas à disparaître, et le contenu gastrique n'est plus qu'un mucus plus ou moins troublé par des globules blancs et des cellules desquamées ».

La gastrite chronique, disent-ils encore, « s'accompagne d'une suractivité des glandes à mucus dont les produits de sécrétion tapissent la cavité gastrique d'un enduit glaireux ».

Il ne faut pas oublier que la gastrite chronique, sous quelque forme anatomique qu'elle se présente, amène l'altération de la tunique musculaire, atrophie ou sclérose.

Il serait inutile de parler en détail des maladies de l'estomac où se rencontrent les fermentations anor-

(1) Hayem, *Bulletin médical*, 1894, n° 6.
(2) Debove et Rémond, *loc. cit.*, p. 216.

males. Il faudrait toutes les étudier l'une après l'autre, puisque toutes aboutissent à l'atonie et à la gastrite chronique. Même pour les dyspepsies dites nerveuses, c'est toujours, dit M. Hayem, la gastropathie qui commence. Je tiens à reproduire ici une maîtresse page de ses *Leçons cliniques* :

« On a dit de la dyspepsie nerveuse qu'elle était un roman. Hélas, non, au point de vue séméiologique. Rien de plus exact que cette description navrante des misères dont se plaignent les gastropathes. Mais c'est une tour de Babel : c'est le chapitre où, à côté de cas dont je ferai bientôt la part, on trouve des faits mal compris, mal interprétés, incomplètement étudiés, j'oserais presque dire des erreurs de diagnostic.

« La dyspepsie est l'expression séméiologique des gastropathes qui souffrent. Elle peut être même uniquement constituée par des symptômes éloignés, en quelque sorte extra-stomacaux, la gastropathie restant, à proprement parler, latente. Si vous faites de cette dyspepsie un état nerveux primitif, tenant l'affection gastrique sous sa dépendance, alors, contrairement à ce qui se passe pour les autres organes, toutes les lésions stomacales que je vous ai décrites, vous entendez bien, toutes, sans exception, sont secondaires et la conséquence d'un état nerveux primitif. Il faut faire un choix : les gastropathes sont des névropathes, ou bien ils sont atteints d'une affection organopathique.

« La filiation vraie de l'évolution morbide n'est en général pas reconnue. On n'a pas fait assez attention aux vraies causes des affections gastriques, à la bonhomie avec laquelle l'estomac reste lésé pendant longtemps sans traduire d'une manière sensible son état de souffrance organopathique; on est dans l'ignorance de ces états gastriques latents, dont j'ai eu soin de vous entretenir dès le début de notre étude, et alors on ne reconnaît l'état morbide que lorsqu'il devient un *état dyspeptique.*

« On dit communément que la dyspepsie conduit à l'état stomacal organopathique. C'est l'inverse qui est exact : la gastropathie commence, la dyspepsie suit. La dyspepsie, avec son cortège sombre de phénomènes nerveux, est une des conséquences des altérations stomacales que je vous ai fait connaître. Elle est loin d'être le seul danger couru par les gastropathes, et je puis vous affirmer, en m'appuyant sur un nombre considérable de matériaux cliniques, que les gastropathies ouvrent la porte à un grand nombre d'affections chroniques. Notre malade n'avait-il pas, en même temps que ses troubles nerveux, un commencement d'affection rénale et un mauvais état du foie? Le système nerveux est loin de subir seul l'influence, chaque jour renouvelée pendant des années, des digestions défectueuses.

« Dans son très remarquable travail sur la dilatation stomacale, mon collègue, M. Bouchard, a signalé des faits semblables à ceux que j'ai moi-même observés, et je suis heureux d'être d'accord avec lui sur ce point qu'un certain nombre de dilatés ne sont pas encore dyspeptiques, mais seulement destinés à le devenir.

« Il ressort de mes études spéciales que cette dilatation latente est déjà la conséquence d'un trouble évolutif de la digestion. Ce n'est que le second anneau d'une chaîne, dont le premier est la lésion stomacale et dont le troisième sera constitué plus tard par la dyspepsie. On ne devient pas dilaté sans cause, ni avec brusquerie. La dilatation indique déjà un état d'une certaine ancienneté. Examinez ces prétendus estomacs atones, frappés, d'après la théorie, de troubles moteurs d'origine nerveuse; vous les trouverez doués d'une contractilité remarquable. Dès que le tube y aura pénétré, ils y lanceront avec vigueur leur contenu liquide. On peut même dire qu'ils sont parfois en état d'excitation motrice. L'atonie vraie, la myasthénie stomacale, est relativement rare, c'est une des conséquences éloignées des états organopathiques.

« Pour me résumer, voici ce que je crois devoir dire au nom de l'observation clinique :

« Nous apportons souvent en naissant un estomac débile, organiquement peu fait pour résister aux causes nombreuses d'irritation qui vont l'assaillir, et cela dès la naissance. Si j'avais à traiter aujourd'hui l'étiologie des gastropathies, j'aurais à vous citer bien des causes qui peuvent expliquer cette débilité innée, que nous admettons pour bien d'autres organes ou systèmes, et que nous semblons ignorer lorsqu'il s'agit du tube digestif.

« Dès les premiers mois de la vie, les affections gastro-intestinales sont fréquentes et de la plus haute gravité, car, de tout temps, elles ont été la cause principale de la mortalité infantile.

« Le plus souvent les malades ne sont pas instruits des accidents qu'ils ont présentés à cette époque, leurs parents n'en ayant pas gardé le souvenir, ou ne leur en ayant rien dit. Et cependant, ces premières atteintes d'une muqueuse encore en voie de développement peuvent être parfois indélébiles.

« Vient l'enfance traversée par des maladies infectieuses aiguës, ayant par elles-mêmes des déterminations gastriques et devenant souvent l'occasion d'une intervention médicamenteuse inopportune.

« Sans compter les occasions de gastrite, que ne pourrait-on dire des singuliers régimes auxquels sont soumis un grand nombre d'enfants, même dans les familles riches ? Savez-vous que les gastropathies sont déjà d'une extrême fréquence chez les enfants de cinq à six ans ; que quelques-uns de ceux-ci présentent les mêmes formes de gastropathie que les adultes ? Je vois souvent des faits de ce genre.

« Bientôt commencent les études et l'influence de la déplorable hygiène scolaire. L'alimentation vicieuse et grossière ou, au contraire, dans certains milieux, trop abondante et trop azotée, la mastication insuffisante, le travail après ou peu après les repas, le corps plié en deux, de manière à faire appuyer le foie sur le pylore ou sur le duodénum, le séjour dans l'air confiné, le manque d'exercice, n'est-ce pas suffisant pour expliquer le développement des gastropathies ? Et notez que, cependant, à cet âge, les affections stomacales sont en apparence rares. L'enfant est souffreteux, il se développe mal, mais il ne se plaint pas. Vous lui trouverez cependant déjà un estomac dilaté et clapotant.

« Nous arrivons à l'adolescence, où toutes les causes de gastropathie vont s'accentuer. A cette époque, où le développement organique exigerait, pour s'accomplir convenablement, la meilleure hygiène générale et alimentaire, où l'appétit s'accroît en proportion des besoins de l'économie, on se met à la préparation des examens, on abrège le temps consacré aux récréations et aux repas, on exige un effort intellectuel qui vient gêner et interrompre le jeu des fonctions de la vie de nutrition. Dans certains milieux, ce sont les vices qui commencent à produire leurs funestes effets : le tabagisme et l'alcoolisme entrent en scène.

« Chez la jeune fille, il faut compter avec le corset, qui entrave mécaniquement l'évacuation gastrique.

« Remarquez, en outre, que ces diverses causes d'irritation gastrique ou de gêne fonctionnelle interviennent souvent chez des individus prédisposés aux affections nerveuses, chez des débiles nerveux ou même des dégénérés ; qu'à ces causes s'ajoute un surmenage cérébral dont il faut tenir compte pour comprendre la forme sous laquelle va se présenter l'affection stomacale. C'est, en effet, souvent au moment de l'adolescence ou peu après que la gastropathie arrive à s'extérioriser, pour ainsi dire, et que souvent aussi elle va se montrer d'emblée sous cette apparence dénommée dyspeptique neurasthénique. La forme clinique de la maladie va donc dépendre, non pas seulement de la lésion de l'estomac, mais de l'individu, de ses prédispositions morbides, de son mode de réaction propre. Diverses causes agissant sur l'estomac auront produit la gastropathie; le malade, lui, créera sa dyspepsie à sa façon, en lui imprimant son cachet individuel (1). »

Après cette longue et suggestive citation, toute divagation sur les anciennes *dyspepsies* serait, il me semble, superflue. La *dyspepsie est un syndrome*, et c'est dans l'étude approfondie du malade et de son tube digestif qu'on pourra dévoiler la véritable cause du mal, en se rappelant pourtant ces deux aphorismes de MM. Debove et Rémond (2) :

« Il n'y a pas de rapport constant entre la cause et la forme de la dyspepsie. »

« Il n'y a pas de rapport constant entre les troubles de la fonction de l'estomac et les sensations du malade. »

En dehors des dyspepsies et des gastrites dont les formes se prêtent un peu aux interprétations de chaque auteur, restent trois types morbides bien définis : l'embarras gastrique, l'ulcère de l'estomac, le cancer de l'estomac.

Les autopsies de Laboulbène (3), de Ziegler (4), de Sachs (5), etc., ont constaté que, dès les premières heures, la proportion de mucus augmente dans l'*em-*

(1) Hayem, *Bulletin médical*, 1894 n° 31.
(2) Debove et Rémond, *loc. cit.*, p. 169.
(3) Laboulbène, *Anat. path.* 1879.
(4) Ziegler, *Allgem. und spec. path. Anat.* 1891.
(5) Sachs, *Inaug. Dissertation.* Breslau, 1886.

barras gastrique, les glandes mucipares étant tuméfiées. En même temps, la sécrétion gastrique s'arrête, et les acides de fermentation prennent naissance, tandis que les microorganismes pullulent. Ewald, examinant sur plusieurs malades et sur lui-même les vomissements du catarrhe aigu, a constaté que le liquide filtré, dépourvu d'acide chlorhydrique, contenait des traces d'acide lactique et une notable quantité d'acides gras. Senator, dans un cas de catarrhe gastrique datant de deux jours, a constaté dans l'urine d'un de ses amis la présence de l'hydrogène sulfuré.

On conçoit que la répétition d'accidents de ce genre amène une lésion définitive de la muqueuse et une dilatation permanente de l'organe.

Dans l'*ulcère de l'estomac*, la muqueuse, même éloignée de l'ulcère, est rarement intacte ; on constate ordinairement de la gastrite chronique ou, comme dit M. Hayem, de la gastrite parenchymateuse hyperpeptique, et, comme dans la maladie de Reichmann, une hyperchlorhydrie habituelle. Ces malades sont donc exposés aux mêmes phénomènes de dilatation et de stase que les précédents.

Dans le *cancer de l'estomac*, on trouve l'ectasie gastrique et les fermentations anormales avec absence d'acide chlorhydrique dans presque tous les cas. Ces phénomènes sont au maximum dans le cancer du pylore ; en outre il y a toujours une gastrite coexistante, aiguë ou chronique, catarrhale et interstitielle (Rosenheim, Mathieu)(1).

(1) Mathieu, *Arch. gén. de médecine*, 1889.

Boas (1) a fait de la présence en excès d'acide lactique dans le liquide stomacal, après le repas d'épreuve, un signe de cancer gastrique.

L'ulcération de la tumeur est une porte d'entrée pour les microbes et les produits toxiques stomacaux. M. Hanot (2) a appelé l'attention sur la *forme septicémique* du cancer de l'estomac avec tuméfaction considérable et douloureuse de la glande hépatique.

Enfin la fièvre des cancéreux, due peut-être aux substances toxiques produites par la néoplasie elle-même, pourrait aussi être attribuée à la résorption des toxiques gastro-intestinaux provenant des fermentations anormales.

Pour terminer ce chapitre, il reste un mot à dire de l'état de l'estomac dans quelques maladies.

La *tuberculose pulmonaire* s'accompagne, surtout aux dernières périodes, de gastrite chronique avec ou sans dégénérescence amyloïde. Marfan (3) a constaté cette gastrite 18 fois sur 27 tuberculeux. Elle est probablement d'origine infectieuse. Les crachats déglutis contiennent non seulement le bacille tuberculeux, mais encore les microbes de la suppuration et diverses matières irritantes.

Leur action nocive sur la muqueuse est d'autant plus efficace que la nutrition est troublée par la fièvre et l'infection générale de l'organisme.

La *fièvre typhoïde* a même des accidents gas-

(1) Boas, *Deutsch. med. Wochenschr.*, 1892, n° 17.
(2) Hanot, *Arch. gén. de médecine*, 1892.
(3) Marfan, *Thèse de Paris*, 1887.

triques (1) y compris la dilatation, qui d'ailleurs peut précéder et préparer la fièvre typhoïde (Bouchard) (2).

L'estomac des *diabétiques* n'est pas indemne de lésions. Plusieurs auteurs, Cantani (3) en particulier, ont constaté la gastrite interstitielle avec atrophie des glandes. Il est probable que cet état de l'estomac n'est pas étranger au développement de la cachexie diabétique.

On connaît aussi les troubles digestifs des *cardiopathes*. C'est encore la gastrite chronique vulgaire qu'on rencontre le plus souvent. Lancereaux (4) a montré l'hyperhémie veineuse des tuniques de l'estomac. Plus récemment Hautecœur (5) a étudié, avec les formes cliniques de la gastropathie dans les cardiopathies, l'altération du chimisme stomacal; la sécrétion est généralement diminuée, l'acidité totale est faible, les proportions d'HCl libre et combiné sont fort au-dessous de la normale, et si l'acidité totale est forte, elle est due, en majeure partie, à des acides de fermentation. Les purgatifs répétés qu'on administre aux asystoliques, en particulier les drastiques comme l'eau-de-vie allemande, peuvent contribuer à développer le catarrhe gastrique.

Combien de malades atteints d'*urémie gastro-intestinale*, surtout dans la forme lente (6), sont

(1) Chauffard, *Thèse de Paris*, 1882.
(2) Le Gendre, *Thèse citée*.
(3) Cantani, *Le diabète sucré*, trad. de Charvet. Paris, 1876.
(4) Lancereaux, *Atlas d'anat. pathol.*
(5) Hautecœur, *Thèse de Paris*, 1891.
(6) Pougis, *Thèse de Paris*, 1877.

considérés et traités comme des dyspeptiques ! Les brightiques, les urinaires dont le rein fonctionne mal, imposent par surcroît à leur estomac une fonction vicariante. Pilliet (1) a montré que les lésions de la gastrite urémique ne sont autres, histologiquement, que celles de la gastrite chronique vulgaire.

Enfin, diverses intoxications chroniques, comme la *morphinomanie* (Hitzig)(2), ralentissent notablement la sécrétion du suc gastrique qui est très pauvre en HCl.

Par ce rapide exposé, on peut voir combien sont fréquents les cas où sont réunis les trois facteurs principaux de l'auto-intoxication, l'*atonie gastrique,* la *stase alimentaire*, la *gastrite muqueuse*.

L'état de l'intestin dans les diverses affections de cet organe et au cours des maladies dont il vient d'être parlé, en particulier dans le cancer de l'estomac et la tuberculose, nous montrerait que cette portion du tube digestif n'est pas la moins importante au point de vue de la production de matières toxiques et de leur résorption. Ce serait se répéter que d'entreprendre cette étude.

(1) PILLIET, *Soc. de biologie*, 1887.
(2) HITZIG, *Berl. Gesellsch. f. Psych. u. Nervenkr.* nov. 1872.

DEUXIÈME PARTIE

LE FOIE DES DYSPEPTIQUES

CHAPITRE PREMIER

LE FOIE ET LES POISONS

Stich s'émerveillait, dit M. Bouchard, de voir tant de poisons dans le tube digestif et si peu d'accidents toxiques. Nous nous étonnons moins, aujourd'hui que nous connaissons, outre l'action éliminatrice du rein, cette admirable fonction du foie qui consiste à défendre l'organisme contre les poisons de toute nature venus du dehors ou fabriqués dans l'économie. Bien que Héger (1) ait annoncé en 1873 que le foie retient une partie des alcaloïdes végétaux qui le traversent, c'est à Schiff (2) que revient l'honneur d'avoir étudié le premier cette propriété de la glande hépatique, et cette découverte, aussi marquante que celle de la glycogénie, place son auteur à côté de Claude Bernard dans l'histoire de la physiologie du foie. Depuis lors de nombreux auteurs ont approfondi la question. M. Bouchard a grandement contribué à ses progrès

(1) Héger, *Thèse d'agrégation*, Bruxelles, 1873.
(2) Schiff, *Arch. des. sc. phys. et naturelles*. Genève, 1877.

et la très importante thèse de son élève G.-H. Roger (1) a apporté de précieux documents sur ce point capital de physiologie.

On savait déjà depuis longtemps que le foie rendait propres à la nutrition de nos cellules les substances qui n'auraient pu y contribuer si elles n'avaient subi une métamorphose. « Placé en quelque sorte à l'entrée principale de l'économie, dit Blondlot (2), là où doivent passer toutes les substances alibiles qui arrivent du dehors par la veine porte, le foie les arrête pour leur faire éprouver une décomposition radicale... »

Mais parmi ces substances, s'il s'en trouve de nuisibles, la cellule hépatique, par une sorte de sélection réservée à son protoplasma, les retient ou les transforme soit pour les rendre ensuite peu à peu au torrent circulatoire à des doses inoffensives ou sous des formes moins toxiques, et les substances gagnent ainsi le filtre rénal qui les élimine, soit pour s'en débarrasser par les voies biliaires après les avoir le plus souvent converties en substances moins facilement absorbables par l'intestin.

Ce rôle de protection est comparable à celui que jouent, vis-à-vis d'autres agents nuisibles, les globules blancs du sang. On peut dire que la cellule hépatique est aux poisons ce que le leucocyte est aux microor-

(1) G.-H. Roger, *Action du foie sur les poisons*. Thèse de Paris, 1887.

(2) Blondlot, *Essai sur les fonctions du foie et de ses annexes*. Paris, 1846, p. 75.

ganismes et aux corps étrangers microscopiques. Sa fonction vis-à-vis des poisons est une sorte de phagocytose chimique.

Cette importance considérable de la glande hépatique avait été comprise de Galien qui faisait du foie l'organe central de la vie. « Cette conception large, dit Poucel (1), nous paraît si vraie de tous points que, d'après nous, *le foie est à la vie végétative ce que le cerveau est à la vie de relation.* »

Cependant cette place d'honneur est dangereuse et le foie peut ressentir profondément les atteintes des substances nocives dont il est chargé de garantir l'économie. Il peut se trouver au-dessous de sa tâche, que les poisons qui le traversent soient en quantité trop grande, ou que lui-même soit frappé d'infériorité originelle ou acquise.

Encore faut-il distinguer dans le foie, au point de vue de la susceptibilité, les diverses parties qui le composent. La cellule pourra être d'un parfait fonctionnement et avoir raison de telle substance qui exercera sur les vaisseaux portes une action irritative ; dans d'autres cas, un toxique arrivera au foie en telle abondance que la cellule sera tuée avant que les voies afférentes aient eu le temps de subir une altération appréciable. L'aphorisme de Stahl, *vena porta, porta malorum*, ne s'applique pas seulement à l'économie en général ; elle est vraie aussi pour le foie lui-même.

(1) Poucel, *De l'influence de la congestion chronique du foie dans la genèse des maladies.* Marseille, 1883, p. 9.

C'est encore par d'autres voies que la veine porte que lui peuvent venir les maux : par l'artère hépatique il participe à toutes les dyscrasies, à toutes les infections sanguines : septicémies, pyohémies, bacillémies, etc. ; par le canal cholédoque se propage aux voies biliaires l'inflammation du duodénum, et les microorganismes remontent facilement jusqu'aux canalicules à la faveur du moindre ralentissement du flux de la bile. Néanmoins, c'est la veine porte qui reste la voie la plus ouverte aux influences nocives, et la plus dangereuse aussi, parce que les poisons arrivant de ce côté peuvent agir à la fois sur les trois parties constituantes de l'organe hépatique : 1° sur la veine porte elle-même, extra et intra-glandulaire ; 2° sur la cellule hépatique ; 3° sur les voies d'excrétion, les canalicules et canaux biliaires.

En effet, une substance toxique, puisée dans l'intestin ou l'estomac, peut provoquer la pyléphlébite intra et extra-hépatique. Une fois le poison en présence de la cellule, de trois choses l'une : ou bien le fonctionnement de l'organite hépatique est normal et suffisant, et alors les poisons apportés seront annihilés ou transformés, et tout le mal s'arrêtera aux voies portes afférentes, y compris quelquefois la capillarite ; ou ce fonctionnement est insuffisant, et alors, si la dose de poison est très forte, la cellule succombera ; si elle est moindre, insuffisante pour altérer immédiatement la cellule, celle-ci opérera la transformation d'une partie du poison apporté, mais l'autre partie, restée en nature, pourra suivre deux voies : 1° la voie des veines sus-hépatiques, et il y aura, outre de la sclérose biveineuse, une intoxication lente de l'économie tout entière ; 2° la voie des canalicules biliaires qui amèneront le poison au dehors, mais à leurs dépens ; ils subiront, tout comme les voies afférentes, l'action irritative de ces produits, et feront de l'angiocholite, autant et plus peut-être que les voies portes n'auront fait de périphlébite ; en outre, il pourra y avoir dans une certaine mesure, néoformation de canalicules biliaires.

Et tout cela, les poisons chimiquement définis pourront le faire aussi bien que les toxines microbiennes.

Les choses peuvent aller moins loin, surtout au début, et on assiste à une simple congestion de la glande plus ou moins passagère, quelquefois durable cependant.

CHAPITRE II

LA CONGESTION DU FOIE D'ORIGINE GASTRO-INTESTINALE

Les relations entre un état défectueux du tube digestif et la congestion du foie ont depuis longtemps attiré l'attention des médecins qui ont indiqué une augmentation de volume de la glande chez les dyspeptiques, ce mot étant pris dans son sens le plus large.

Portal (1) dit que les grands mangeurs ont ordinairement un foie volumineux.

Casimir Broussais fils (2), étudiant la duodénite chronique, en avait bien vu le retentissement sur le foie: « Le toucher distingue de la rénitence à la même région (duodénale), puis de l'empâtement, une certaine tuméfaction dont il n'est guère possible de préciser le siège. Cette tuméfaction augmente; elle est bientôt visible, et la main peut distinguer que le

(1) Portal, *Observations sur la nature et le traitement des maladies du foie*, 1813.

(2) C. Broussais, *Thèse de Paris*, 1825, p. 27.

bord antérieur du foie dépasse les fausses côtes. Voilà l'obstruction de cet organe. La tuméfaction continue et peut faire de tels progrès que le foie descende jusqu'à l'ombilic et même jusqu'à l'os des iles. » Nous sommes loin, aujourd'hui, d'interpréter les choses à la façon de Broussais père et fils et d'invoquer, pour comprendre les rapports de la duodénite et de la congestion du foie, la fameuse loi de Bichat : « L'action des glandes répond à la stimulation des surfaces où viennent aboutir leurs canaux excréteurs. »

Pendant une longue période, les auteurs d'ouvrages sur les dyspepsies ou les maladies de l'estomac ne s'occupent en rien de l'état de la glande hépatique. On peut s'en convaincre en lisant Cullen, Barras, Chomel, Trousseau, Beau, Guipon, Nonat, Bayard, Brinton ; G. Sée, Gubler, Raymond même ne parlent du foie que pour signaler le retentissement de ses maladies sur l'estomac.

Il faut pourtant faire une exception en faveur d'Andral. En observateur scrupuleux, il ne laissait échapper dans une autopsie aucun détail microscopique, et dans deux cas de fièvre ataxo-adynamique, avec lésions gastro-intestinales, il a noté que « le foie avait une dureté remarquable » et que « le foie avait une teinte rosée et une densité remarquable ». Mais, dit-il, « c'était là une lésion purement accidentelle, qui n'avait très vraisemblablement aucun rapport avec la maladie à laquelle succombèrent les sujets (1) ».

(1) G. Andral, *Clinique médicale*, 3e édit.. t. 1er. *Maladies de l'abdomen*, t. I, observations VI et XVI, p. 612-1834.

Il devient plus intéressant dans le second volume (1), et se demande « si un grand nombre de maladies du foie ne reconnaissent pas pour cause, pour point de départ, une affection gastro-intestinale.

« L'observation des symptômes conduit à partager à cet égard l'opinion de M. Broussais, qui admet que, dans la plupart des cas de phlegmasie du foie, il y a eu d'abord duodénite... L'examen des causes sous l'influence desquelles se développe assez souvent l'hépatite chronique porterait encore à en placer le point de départ dans le tube digestif. Il résulte, en effet, du relevé de nos observations, que le plus grand nombre des individus morts d'hépatite chronique, dont nous avons recueilli l'histoire, avaient fait abus des liqueurs alcooliques. On comprend facilement comment l'excitation habituellement imprimée par celles-ci à la membrane muqueuse digestive, s'était étendue par continuité du tissu à la membrane muqueuse des canaux excréteurs de la bile, et de là au parenchyme hépatique. De plus, l'expérience a démontré que l'alcool introduit dans les voies digestives d'un animal y est rapidement absorbé. Or, portées directement dans le foie par les veines mésaraïques, les molécules alcooliques ne peuvent-elles pas déterminer ainsi directement sur cet organe une irritation puissante? Enfin il serait possible que, dans quelques circonstances, l'irritation se propageât des intestins au foie par le moyen d'une inflammation veineuse. Cette opinion

(1) *Ibidem*, t. II, p. 305 et suivantes.

appartient à M. Ribes. On sait que d'attentives dissections ont appris à ce savant anatomiste que l'érysipèle est souvent accompagné d'une phlegmasie des veines; et, d'après cela, il pense qu'il ne serait pas impossible que, dans certaines inflammations gastro-intestinales, les veines qui naissent à la surface de la membrane muqueuse ne fussent frappées d'inflammation, que celle-ci se propageât des petites veines mésaraïques au tronc de la veine porte, et ne s'étendît ainsi au parenchyme du foie. » Suivent deux observations : la première constatant chez un individu mort de gastro-entérite (?) une injection pointillée de la muqueuse stomacale, du tiers inférieur de l'iléon et du cæcum ; puis une rougeur intense de la surface interne de la veine mésentérique inférieure, du tronc de la veine porte et de toutes ses ramifications hépatiques. Le foie lui-même était volumineux, très rouge, gorgé de sang, friable ; — la seconde, montrant chez un sujet mort d'un cancer du péricarde une induration rouge du foie dont les veines présentaient une vive rougeur de leur surface interne, et, dans le tube digestif, des signes de phlegmasie chronique, tels que l'aspect mamelonné et la couleur brunâtre de la muqueuse gastrique, une même couleur dans le duodénum, quelques ulcérations et un remarquable développement des follicules avec coloration noire autour d'eux, vers la fin de l'intestin grêle, dans le cæcum et le commencement du côlon.

Et Andral fait remarquer, pour ce dernier cas, « que la maladie débuta par une diarrhée qui parut être la seule affection pendant un an au moins. Ce n'est qu'au bout de ce temps que des douleurs peu vives se firent sentir dans l'hypochondre droit. Deux fois le malade eut la jaunisse, et plus tard, enfin, l'ascite se développa. Cette succession de symptômes indique au moins que la maladie du foie fut consécutive à celle de l'intestin. »

Voilà, nettement présentée, une pathogénie très contemporaine. Andral donne dans le même volume une très intéressante observation, discutable au fond, j'en conviens, quant à la nature de l'affection hépatique dont il s'agit, mais qu'on peut présenter comme un type de *congestion chronique du foie* consécutive à des lésions gastro-intestinales irrécusables. Andral l'intitule simplement :

Observation I (Andral) (1).

Hypertrophie générale du foie. — Gastro-duodénite chronique. Pas d'ictère.

Un compositeur d'imprimerie, âgé de quarante-trois ans, entre à la Charité dans l'état suivant :

Grande maigreur ; face pâle ; taches cuivreuses sur la peau du thorax, du dos et des membres.

Bord tranchant du foie se faisant sentir d'une manière très distincte un peu au-dessous du niveau de l'ombilic, pouvant être suivi à gauche dans l'étendue de deux ou trois travers de doigt au delà de ce point. Dans tout l'espace circonscrit par deux lignes droites supposées étendues, l'une depuis le milieu du bord cartilagineux des fausses côtes gauches jusqu'un peu au dessous de l'ombilic, et l'autre depuis ce dernier point jusque dans le flanc droit, on sent un corps dur, à surface lisse, qui se termine inférieurement au bord tranchant que nous avons indi-

(1) ANDRAL, *Loc. cit.*, t. II, p. 374.

qué, dont les limites à gauche ne peuvent pas être rigoureusement indiquées, et qui en haut paraît se continuer derrière les côtes. Nous ne doutâmes pas que ce corps ne fût le foie développé. La tumeur qu'il formait était complètement indolente. Mais lorsque le malade mangeait ou qu'il buvait du vin pur, il éprouvait à l'épigastre une sensation douloureuse, qui tantôt n'était que passagère, et tantôt se prolongeait pendant plusieurs heures.

La langue avait son aspect naturel, ou, si elle s'en éloignait, c'était seulement par une plus grande pâleur. Il y avait anorexie habituelle, sans augmentation de soif, sans nausées ni vomissements. Les selles étaient rares, formées de matières dures et brunes; l'urine peu abondante, rouge et sédimenteuse. Le pouls était habituellement fréquent sans que la peau fût chaude.

Le malade nous dit que, six ans avant son entrée à l'hôpital, il avait pris beaucoup de liqueur de Van Swieten et une grande quantité de décoction de salsepareille; que ces remèdes ne le débarrassant pas de bubons volumineux et indolents qui lui étaient survenus à l'aine à la suite de chancre au pénis, il avait pris, par le conseil d'un individu qui avait jugé de la nature de son affection par les qualités de ses urines, il avait pris, dis-je, une certaine quantité d'acide sulfurique uni à de la crème de tartre. Mais, au bout de plusieurs jours de l'emploi de ce nouveau remède, il fut pris tout à coup d'une douleur vive, déchirante, à l'épigastre, dont l'apparition fut accompagnée d'une perte momentanée de connaissance, et de mouvements convulsifs, comme épileptiformes. Pendant les quinze jours suivants, le malade garda le lit; la douleur épigastrique perdit peu à peu son intensité première; mais à dater de cette époque, les digestions sont restées pénibles, douloureuses, l'appétit s'est perdu, les forces et l'embonpoint ont graduellement diminué. Le malade ne s'était pas aperçu de l'existence de la tumeur formée par le foie, ce qui n'est pas étonnant, puisqu'elle ne faisait pas saillie à travers les parois abdominales, et qu'elle n'était pas douloureuse.

Cet individu vécut à peu près six semaines à la Charité.

Pendant ce temps, nous le vîmes maigrir et s'affaiblir de plus en plus. Jamais il n'y eut de fièvre à proprement parler. Pendant les dix derniers jours de son existence, il vomit à quatre reprises différentes, et en grande quantité chaque fois, une matière noire, semblable à du marc de café; dès lors, altération de plus en plus profonde des traits de la face, refroidissement des extrémités, assoupissement et mort.

Ouverture du cadavre. — Les parois abdominales ayant été enlevées, le premier objet qui nous frappa, fut le volume énorme que le foie avait acquis. Il couvrait une grande partie des intestins, s'étendait un peu au-dessus du niveau de la crête iliaque, et dépassait de beaucoup la ligne blanche; il se présentait, sous le rapport de son volume, relativement à celui des autres organes, tel qu'on l'observe chez le fœtus. Sa surface extérieure offrait les deux substances naturelles du foie d'une manière tranchée. A l'intérieur, on les retrouvait également. Il n'y avait d'ailleurs rien d'anormal dans la texture de l'organe. Il n'était ni plus dur, ni plus mou que de coutume; par l'incision on ne voyait s'en écouler qu'une médiocre quantité de sang. La vésicule du fiel ne contenait pas plus de bile que de coutume; cette bile était d'un jaune clair. Rien d'insolite ne fut remarqué dans les canaux hépatique, cystique et cholédoque.

L'estomac, petit et contracté, était entièrement caché par le foie. Ses parois étaient dures au toucher. Sa surface interne était d'un gris ardoisé dans toute son étendue, et comme mamelonnée. Ce dernier aspect dépendait de l'hypertrophie considérable qu'avait subie la membrane muqueuse. Cette hypertrophie était inégale en intensité dans les divers points de l'estomac : là où elle était très prononcée, son existence était annoncée par des espèces d'élevures ou de mamelons, et entre eux existaient des enfoncements où la membrane muqueuse était plutôt amincie. Le tissu cellulaire sous-muqueux participait un peu, vers le pylore surtout, à l'épaississement de la membrane qui le recouvrait. Le duodénum présentait à sa surface interne la même teinte grise ardoisée que celle que nous avions trouvée dans l'estomac. Le reste du tube digestif ne nous offrit rien de notable.

La rate était peu volumineuse, de consistance médiocre, telle en un mot qu'elle se présente lorsqu'on la regarde comme étant dans son état normal. Les capsules surrénales nous parurent remarquables par leur grand développement. L'appareil urinaire était sain. Une très grande quantité de matière colorante noire était déposée dans le tissu cellulaire, soit interlobulaire, soit intervésiculaire des poumons; il y en avait aussi beaucoup dans les ganglions bronchiques.

Nous examinâmes avec attention les taches cuivreuses dont plusieurs parties de la peau étaient couvertes. Elles existaient uniquement entre l'épiderme, qui n'était en aucune façon coloré, et le derme proprement dit, qui ne l'était pas non plus. Ainsi, elles avaient leur siège dans cette même partie de la peau, dans ce corps muqueux de Malpighi, où chez le nègre se sécrète la matière colorante noire.

Les réflexions dont Andral fait suivre cette observation remarquable sont un peu 1830 ; mais elles aboutissent à cette conclusion très logique : « Il est vraisemblable que l'hypertrophie du foie fut consécutive à la phlegmasie gastro-duodénale. » C'est en effet ce qu'on est en droit de croire, même étant donnée cette notion de la syphilis, car je ne sais à quelle forme connue de la syphilis hépatique on pouvait rattacher le foie décrit par Andral.

Peut-être même s'agissait-il d'une véritable cirrhose, et cette observation serait dans ce cas superposable à celles qu'on trouvera dans le suivant chapitre; mais en l'absence d'examen histologique, j'ai préféré la considérer comme un exemple de congestion chronique du foie.

En un livre de tous points remarquables, et qui fait magistralement époque dans l'histoire des maladies du foie (1), Georges Budd écrit les lignes suivantes :

« *Toutes les boissons alcooliques, toutes les substances qui peuvent se trouver dans notre nourriture, et les produits nocifs des digestions défectueuses, étant sûrement solubles, sont immédiatement, avant d'avoir passé dans le courant circulatoire et soumis à l'influence de l'oxygène, charriés au foie dont ils influencent plus ou moins la circulation* » (p. 65).

Et plus loin : « *On les rencontre quelquefois* (les cirrhoses) *chez des personnes tempérantes, de telle façon qu'il est nécessaire qu'il y ait d'autres causes que les boissons spiritueuses. Il peut y avoir d'autres substances parmi l'immense variété des matières introduites dans l'estomac, ou parmi les produits des digestions défectueuses, qui, absorbées dans le sang porte, causent, comme l'alcool, l'inflammation adhésive* (la cirrhose) *du foie. Ce que sont ces substances est encore à présent matière à discussion.*

« *Dans une grande proportion des cas publiés de cirrhose, il y avait des lésions organiques de l'estomac, et dans bon nombre de cas publiés par Andral, les plus détaillés auxquels je puisse me rapporter, la maladie semblait avoir commencé par des vomissements et de la diarrhée, qui étaient, quelque temps après, suivis d'ascite. Beaucoup d'observations semblent montrer d'une façon certaine que la maladie est occasionnellement produite par certaines substances provenant de digestions défectueuses ou par quelques erreurs de régime*

(1) George Budd, *Cn diseases of the lever*. Third edition. London, 1857.

autre que la consommation exagérée de spiritueux.

« *Cette conclusion est fortement appuyée par l'expérience des médecins de l'Inde. L'inflammation adhésive du foie conduisant à son augmentation de volume, à son induration, et consécutivement au trouble définitif de ses fonctions, est une forme commune de l'hépatite de ces contrées, et semble résulter en partie de l'usage des boissons alcooliques qui sont surtout nuisibles à cause de la chaleur du climat, en partie de la grande quantité de piments et d'épices fortes de différente nature que les Anglais consomment dans l'Inde* » (p. 150 et suivantes).

Ainsi, c'est en toute conviction, et non point sous forme d'une timide hypothèse, que Budd parle du rôle des produits de digestions défectueuses dans la genèse, non seulement de la congestion hépatique, mais encore des cirrhoses du foie. C'est là pour lui une chose évidente, que son expérience clinique lui a démontrée, et il la pose en axiome, pour ainsi dire, ne prévoyant pas qu'on puisse faire une objection à ce qui est non pas une interprétation, mais une observation qui s'impose.

Et depuis quarante ans bientôt ces pages ont dormi sans que personne ait songé, du moins à ma connaissance, à y aller chercher du nouveau pour la pathogénie des cirrhoses qui depuis si longtemps macère dans l'alcool !

C'est à peine si Frerichs (1) soupçonne aux cirrhoses

(1) FR.-THÉOD. FRERICHS, *Traite pratique des maladies du foie*. Traduction de Duménil et Pellagot, 3e édit., 1877, p. 302.

une étiologie plus large : « Jusqu'à présent, dit-il, on n'a pu découvrir d'une manière certaine si, outre l'alcool, il existait d'autres ingesta qui, charriés par le sang de la veine porte à travers le foie, excitassent dans cet organe une irritation capable d'y développer une inflammation lente suivie d'induration. »

Leven (1) est le premier, dans la période contemporaine, qui s'occupe systématiquement de cette question. « Lorsque la dyspepsie, dit-il, dure depuis un certain temps, elle finit souvent par réagir sur le foie, entraîner les congestions de cet organe et déterminer des coliques hépatiques. » Il cite même quelques observations intéressantes ; on ne trouvera ici que celles où il n'est pas question de lithiase biliaire.

Observation II (Leven, obs. LXXIV).

S..., âgé de quarante-cinq ans, agent de change, malade depuis plusieurs années, se plaint surtout de céphalalgie violente, de vertiges. Il ne peut traverser une place sans être appuyé sur le bras d'un compagnon.... Toute la région gauche et la médiane de l'estomac sont douloureuses à la pression.... Il rend continuellement des gaz par la bouche et par l'anus. L'*estomac est chargé d'eau* et il ne vomit jamais. Il n'a que des nausées. Les doigts sont raides, les bras également. Il a une espèce de contracture des doigts de la main. La région du foie est douloureuse dans toute son étendue ; le *foie est gros, congestionné*, comme cela est fréquent dans la dyspepsie ancienne. Ce malade est pâle, triste, et se croyait obligé d'abandonner son métier. Après deux mois de traitement, il fut entièrement rétabli.

Je ferai remarquer en passant qu'il s'agit là en

(1) Leven, *Traité des maladies de l'estomac*, 1879.

outre d'un cas de tétanie d'origine gastrique. Leven en signale d'ailleurs quelques autres cas dont un suivi de mort en quarante-huit heures.

Observation III (Leven, obs. LXXVIII).

Mme veuve L..., âgée de quarante-quatre ans, a eu trois enfants. *Dyspeptique depuis plusieurs années :* l'estomac gonfle après les repas. Émission de gaz, selles tous les deux ou trois jours. Si on presse la région de l'estomac, on ne détermine aucune douleur, le *foie est gonflé, dépasse de 3 centimètres le rebord des fausses côtes.* Dans toute la région de l'hypochondre droit, la pression est très douloureuse.

Cette femme souffre toujours de névralgies frontales et de fatigue des jambes.

Observation IV (Leven, obs. LXXIX).

A..., depuis un an, vers 5 heures de l'après-midi, éprouve des tiraillements d'estomac, des brûlures. Depuis plusieurs semaines, il a eu, à la suite du repas, des régurgitations de liquide ; le soir, vers 10 heures, il souffre de crampes d'estomac.

Il rend de l'eau et des gaz. Aucune sensibilité à la région stomacale. La sensibilité dans la région du foie est très vive. *Cet organe dépasse de 4 centimètres les fausses côtes, il est volumineux.* A la suite des repas, le malade a des douleurs dans les mâchoires et de l'embarras de la parole, des douleurs dans les muscles des membres. Il a été mis l'année dernière pendant douze mois au régime du lait, mais son état ne s'était pas amélioré.

En 1883, Poucel, déjà cité, parle incidemment des altérations du foie consécutives aux digestions anormales : « Faisons entrer dans le système porte une matière moins nocive que l'alcool, le plomb ou le pus, faisons entrer seulement les *produits altérés d'une digestion défectueuse;* ces produits, devenus matière protoplasmique des cellules hépatiques, altéreront la composition chimique, la structure et la fonction de ces éléments cellulaires avant de porter un trouble dans la nutrition générale. »

Mais c'est le professeur Bouchard qui a méthodiquement recherché, sur les malades atteints de dilatation stomacale, l'état du foie. « Sur 389 observations personnelles, dit-il (1), de dilatation de l'estomac, j'ai reconnu que la tuméfaction du foie s'observe dans la proportion de 23 p. 100. Cette tuméfaction est mobile; elle augmente, diminue et disparaît suivant que les accidents dyspeptiques s'aggravent ou s'améliorent. Elle récidive facilement. Elle s'accompagne d'endolorissement ou de pesanteur à l'hypochondre droit et se complique parfois d'ictère. En l'absence de constatation cadavérique, ces caractères me font considérer comme probable que cette tuméfaction est congestive. C'est chez les malades affectés de dilatation de l'estomac seulement que j'ai observé la congestion du foie des maladies chroniques. »

Cette hypertrophie du foie dans les maladies chroniques, diabète sucré, obésité, goutte, est-elle le résultat ou la cause de la dyscrasie, du vice de la nutrition ? C'est ce qu'il est impossible de décider encore à l'heure actuelle, et il est probable qu'il s'établit là un cercle vicieux entre la nutrition défectueuse et le foie malade, ces deux facteurs s'influençant réciproquement. D'ailleurs, ces malades sont très souvent des dyspeptiques et rien ne contrarie cette hypothèse

(1) Bouchard, *Soc. méd. des hôp.* 1884, et *Exposé des travaux scientifiques*, 1886, p. 93 et 94.

que leur estomac agit aussi sur le foie pour produire ou accentuer cette congestion. Voici ce qu'en dit cliniquement le professeur Bouchard :

« Indépendamment de la congestion hépatique qui appartient à la dilatation de l'estomac, on observe dans certaines maladies chroniques une tuméfaction du foie plus considérable et plus persistante, capable cependant de varier lentement en plus ou en moins, indolente, et ne s'accompagnant jamais d'ictère. Pour cette altération du tissu hépatique, j'ignore encore quels sont ses caractères histologiques. Ses caractères cliniques et ses associations pathologiques me portent à supposer qu'il s'agit purement et simplement d'une augmentation de volume des cellules hépatiques. Pour ne rien préjuger, je donne à cette altération le nom de *gros foie.* »

M. Bouchard a, depuis, augmenté sa statistique. Il a bien voulu m'en communiquer les chiffres inédits, et je l'en remercie sincèrement.

Sur un total de 652 gros foies, observés chez des malades, hommes ou femmes, 240 coïncidaient avec la dilatation de l'estomac, 69 avec des troubles digestifs tels que anorexie, constipation, diarrhée, vertiges, ce qui fait un total de 309 gros foies chez des malades dyspeptiques, soit une proportion de 48 p. 100 environ. Les autres gros foies, au nombre de 343, ont été rencontrés chez des albuminuriques (164), des peptonuriques (72), des glycosuriques (28), des obèses (61), et divers autres malades (16).

Si on prend la statistique concernant la dilatation

de l'estomac seulement, on voit que sur 665 cas observés, le gros foie s'est rencontré chez 240 malades, ce qui donne à peu près le même pour cent. Voici d'ailleurs le tableau de coïncidence de la dilatation de l'estomac et du gros foie avec d'autres maladies:

Dilatation et foie volumineux			240
Dilatation	+ F. V.	+ peptonurie	44
—	—	+ glycosurie	13
—	—	+ diabète	60
—	—	+ obésité	25
—	—	+ goutte	12

M. P. Le Gendre (1), sur 61 dilatés (dyspeptiques ou latents), a trouvé vingt-quatre fois la tuméfaction hépatique, permanente ou intermittente, avec foie lisse et le plus souvent indolent, débordant le rebord costal de un à cinq travers de doigt. Deux fois il a noté, dans ces cas, la glycosurie passagère ou alimentaire. La plupart de ces dilatés étaient de souche arthritique ou présentaient eux-mêmes beaucoup des attributs de cette diathèse ; plusieurs souffraient de lithiase biliaire et de gravelle.

M. Hayem (2) pense aussi que les gastropathies jouent un rôle des plus importants dans les maladies du foie. Il constate d'abord que dans les gastropathies la duodénite est fréquente, et que cette duodénite forme le trait d'union entre les gastrites et certaines irritations hépatiques, notamment celles des voies biliaires. Il admet ensuite, comme cause pathogène pour le foie, le passage par la veine porte, non

(1) P. Le Gendre, *Soc. méd. des hôpitaux*, 26 fév. 1892.
(2) Hayem, Clinique in *Bulletin médical*, 1894, n° 49.

seulement des toxines microbiennes, mais des substances nuisibles qui prennent naissance pendant le cours des digestions stomacales pathologiques ; il incrimine surtout les acides de fermentation, et en particulier l'acide acétique, dont la présence est presque constante chez les hyperpeptiques. « Il y a sur ces divers points, dit-il, des recherches à entreprendre, dans le but de substituer à de simples vraisemblances des notions d'une certaine précision. » D'après ses observations cliniques, la cirrhose hypertrophique coïnciderait souvent avec la gastrite hyperpeptique, la cirrhose atrophique, au contraire, avec les gastrites chroniques se traduisant par le type de l'hypopepsie intense ou même de l'apepsie.

Dans une autre leçon (1), M. Hayem rapporte un exemple très instructif de dyspepsie latente avec dilatation stomacale et augmentation de volume du foie. L'observation vaut la peine d'être reproduite en entier, car elle montre comment se cachent souvent les gastropathies sous le masque d'une affection nerveuse.

Observation V (Hayem).

En février 1891, je suis consulté par un jeune homme de vingt-huit ans, voyageur de commerce, de chétive apparence, l'air fatigué et un peu découragé.

Il me raconte qu'il éprouve des malaises depuis plus de dix ans ; que, d'abord peu intenses, ils ont beaucoup augmenté depuis plus de deux ans. Ce dont il se plaint, c'est de ne pouvoir supporter les endroits clos, surtout pendant l'hiver, quand les

(1) Hayem, *Ibid.*, n° 31.

appartements sont chauffés. Il est pris, dans ces conditions, de bouffées de chaleur; le sang lui monte à la tête et lui occasionne une sensation pénible dans le front et dans les tempes. Sa tête est, dit-il, comme serrée et en ébullition, ses yeux s'injectent de sang, ses artères battent, sa vue se trouble, ses pommettes deviennent rouges et brûlantes, bientôt il ne peut plus y tenir ; il est obligé de sortir et de respirer l'air frais à pleins poumons. Sa sensibilité à l'air confiné est telle qu'il lui est impossible de travailler dans une chambre fermée. D'autre part, il a habituellement les extrémités froides : pieds et mains. Ces incommodités ont gâté sa vie ; il est forcé de s'isoler pour prendre ses repas, d'éviter les réunions de famille ou d'amis, de se priver d'aller au théâtre et il lui est pénible de fuir ainsi toute société. Il y a plus : il a peur de perdre sa place, de ne plus pouvoir continuer à travailler. Il est devenu impressionnable, inquiet ; son sommeil est léger, peu réparateur, et il éprouve une grande faiblesse générale.

Pensant que la constipation dont il souffre depuis longtemps est la cause de ses malaises, il prend depuis six mois, tous les matins, une dose de sulfate de soude, et il a essayé bien d'autres médicaments sans obtenir un résultat. Il n'exprime aucune autre plainte. Il mange de bon appétit et prétend bien digérer ; il n'a pas sensiblement maigri depuis qu'il est malade.

Dans un cas de ce genre, il était indispensable de se livrer à un examen minutieux.

Je trouve la langue légèrement blanchâtre, le ventre un peu tendu, ballonné, le *foie légèrement tuméfié*, mais non sensible à la palpation, et je constate, de plus, au cœur, un léger bruit de galop et un souffle un peu râpeux dont le maximum s'entend à la pointe et se prolonge du côté de l'aisselle. Le malade éprouve d'ailleurs de l'oppression et des battements de cœur en montant les escaliers. A mon premier examen, l'estomac ne me paraît pas dilaté ; je n'obtiens ni clapotage, ni bruit de succussion. Et cependant, quelques jours plus tard, les *signes de la dilatation sont manifestes*.

C'est là un point sur lequel j'attire votre attention.

Le premier jour, le malade est venu chez moi peu de temps

après son repas ; à la seconde consultation, il s'était écoulé plusieurs heures depuis qu'il avait pris son dernier repas. A diverses reprises, chez ce malade, je me suis rendu compte de la *possibilité de laisser passer inaperçue une dilatation stomacale même assez prononcée*, lorsque la recherche des signes de cet état est faite immédiatement ou peu de temps après le repas, alors que l'estomac est plein, tendu. J'ai, d'ailleurs, chez d'autres malades encore, retrouvé les mêmes faits, qui peuvent exposer à une erreur d'appréciation sur l'état stomacal. Enfin, je relève un faible développement du sens génital, coïncidant avec un hypospadias et des testicules peu développés, presque infantiles, et je pense que cet état peut avoir contribué à donner au malade une certaine tristesse.

Bientôt l'examen des urines et celui du suc stomacal viennent me fournir les renseignements complémentaires de cet examen clinique.

Examen du 15 février 1891. Liquide extrait une heure après le repas d'épreuve.

$$T = 0,386 \quad H = 0,036 \\ F = 0,102 \quad C = 0,248 \Big\} \; 0,284 \\ A = 0,230 \\ \alpha = 0,78 \quad \frac{T}{F} = 3,78$$

Liquide moyennement abondant, filtrant assez facilement, bien émulsionné.

Peptones assez abondantes ; syntonine ; réaction de l'acide lactique.

Il s'agit, vous le voyez, d'un cas d'hyperpepsie chloro-organique.

En raison de la grande élévation de la valeur C, coïncidant avec une dilatation prononcée de l'estomac, on peut penser que cet état, constaté au bout d'une heure, aboutit, à une époque plus avancée de la digestion, à de l'hyperchlorhydrie tardive. Il en est ainsi dans un grand nombre de cas d'hyperpepsie chloro-organique constatée au bout d'une heure.

Chez notre malade cette preuve nous a été donnée plus tard, lorsque, sous l'influence d'un traitement qui tendait à améliorer l'état gastrique, le type chimique est devenu celui de l'hyperchlorhydrie d'emblée. Vous rencontrerez un grand nombre d'exemples de ce genre.

Examen du 24 décembre 1892. Extraction du repas d'épreuve au bout d'une heure.

$$\begin{array}{ll} T = 0{,}401 & H = 0{,}160 \\ F = 0{,}063 & C = 0{,}178 \end{array} \Big\} \; 0{,}338$$

$$\begin{array}{ll} A = 0{,}300 & \frac{T}{F} = 63 \\ \alpha = 0{,}78 & \end{array}$$

Liquide abondant, muqueux.
Peptones assez abondantes ; réaction acétique faible.

L'analyse des urines n'est pas moins intéressante : elle montre une augmentation de l'urée, de l'acide urique et des chlorures et, comme éléments anormaux, une petite quantité d'albumine (moins d'un gramme) sans cylindres et de l'*urobiline.*

Avant de se prononcer sur ce cas, il restait encore à s'enquérir des antécédents du malade et des conditions dans lesquelles son affection s'était développée.

Le père de ce jeune homme est mort assez jeune d'albuminurie; sa mère vit encore, elle est bien portante, mais a été presque toute sa vie migraineuse. Il a un frère dyspeptique, un oncle obèse et un autre goutteux. Lui-même a toujours été délicat, mais assez bien portant; il n'a jamais eu ni rhumatisme, ni goutte. Son régime alimentaire a laissé de tout temps à désirer. Il ne s'est livré à aucun excès; mais il prenait dans sa famille une nourriture juive, faite à la graisse et composée surtout d'aliments lourds et indigestes. Depuis plusieurs années il voyage pour affaires et prend souvent ses repas dans des hôtels et dans des restaurants où les aliments sont loin d'être toujours de premier choix. Il est rangé, très raisonnable et n'a jamais eu ni soucis, ni chagrins.

Quel devait être notre diagnostic? Les symptômes nerveux sont évidemment très prédominants. Ce sont les seuls dont le malade ait souci et pour lesquels il vient consulter. Prenez pour guide les traités sur les maladies de l'estomac, vous verrez que, d'après les auteurs les plus récents, ces symptômes se rapprochent de ceux qui caractérisent la *dyspepsie nerveuse.*

Ce n'est pas là cependant le diagnostic que j'ai porté.

Dès que mon examen a été complet, j'ai admis, dans ce cas, l'existence d'une gastropathie ancienne, organopathique, à développement lent et insidieux, ayant amené, depuis très longtemps, de la lenteur des digestions et, par suite, de la dilatation stomacale et de la constipation. Pour moi, c'est cette affection qui a occasionné une sorte de débilitation générale et qui a retenti à la fois sur le système nerveux et sur l'ensemble de la nutrition. Je lui ai subordonné, non seulement les phénomènes nerveux observés, mais aussi *le mauvais état du foie et des reins*. En raison de ces dernières complications, le cas m'a paru avoir une certaine gravité.

J'ai cru trouver l'origine de toute cette série morbide dans la mauvaise hygiène alimentaire qui a exercé son influence, dès l'enfance, chez un individu prédisposé, par ses antécédents héréditaires, aux maladies chroniques et qui offrait les apparences d'un débile et presque d'un dégénéré. Peut-être, même, son affection stomacale était-elle, en partie au moins, d'origine héréditaire, car un grand nombre de faits cliniques me portent à croire à l'hérédité des gastrites, et notamment de la gastrite hyperpeptique. Dans de nombreuses familles, tous les membres en sont atteints : père, mère, enfants.

Mon premier soin fut de prescrire un régime d'une certaine sévérité, composé surtout de lait et d'aliments d'une très facile digestion. Plus tard, et suivant certaines circonstances, le malade fit des lavages et prit à diverses reprises du bicarbonate de soude et des graines de psyllium. Je lui fis faire également de l'hydrothérapie et du massage abdominal.

J'obtins tout d'abord une modification du côté du cœur; le bruit de souffle ne tarda pas trop à disparaître. Il s'agissait sans doute d'un de ces bruits considérés par M. Potain comme extra-cardiaques. Bientôt après, *la tuméfaction du foie rétrocéda, mais les urines renfermèrent encore assez longtemps après le retrait de l'organe des traces sensibles d'urobiline.*

L'albuminurie ne disparut qu'en octobre et encore revint-elle plus tard après un voyage, pour ne cesser d'une manière définitive qu'en mars 1892.

Les phénomènes nerveux et l'état gastro-intestinal furent

bien plus résistants. A diverses reprises j'obtins la disparition de la dilatation gastrique et de la constipation, l'atténuation et même la suspension des troubles vaso-moteurs.

Mais le malade ne pouvait guère se soigner et suivre un régime convenable que lorsqu'il habitait Paris.

Après chaque voyage survenait une rechute plus ou moins longue, plus ou moins accentuée.

En avril 1892, le malade se mit à tousser et à maigrir et il présenta des signes de bronchite du sommet droit, avec submatité, état assez inquiétant, qui me fit redouter une tuberculose.

En septembre 1893, malgré le mauvais état de sa santé, il fut obligé de faire son service militaire. On le renvoya au bout de cinq jours, mais cela suffit pour aggraver sa situation pendant quelque temps; la dilatation qui avait disparu, se reproduisit; les bouffées de chaleur à la face reparurent et furent accompagnées, même en dehors des accès du côté de la tête, de refroidissement avec teinte asphyxique des extrémités : pieds et mains. La famille du malade s'étant émue de cet état, je fis comprendre la nécessité de renoncer à le faire voyager et, à partir de ce moment, il entra dans une période d'amélioration continue.

En novembre 1893, la dilatation stomacale céda d'une manière définitive; elle ne s'est pas reproduite depuis. Mais les troubles vaso-moteurs ont persisté quelque temps après elle. Ils ont cessé de se manifester vers la fin du mois de novembre 1893. Actuellement (janvier 1894), le malade ne se plaint plus que de tousser et de cracher un peu le matin. Les signes d'auscultation ne se sont pas cependant accentués, et j'ai tout lieu d'espérer que ce jeune homme échappera à la tuberculose.

Les traités actuels sur les maladies de l'estomac (Bouveret, Debove et Rémond, Mathieu, in *Traité de Médecine*) ne font que signaler la possibilité de participation du foie aux processus dyspeptiques.

Dans une thèse récente, R. Millon (1), élève de

(1) R. Millon, *loc. cit.*

MM. Bouchard et Comby, s'est attaché à rechercher les troubles digestifs et leur retentissement sur le foie chez les enfants dont il étudie les maladies cutanées : « Le foie, dit-il, chez les enfants fréquemment atteints de troubles gastro-intestinaux, est sujet à des variations de volume étonnantes ; ces variations sont énormes d'un jour à l'autre ; le foie des enfants est véritablement élastique, à ce point qu'une augmentation de volume se traduisant une fois par un abaissement du bord inférieur, à six centimètres au-dessous du rebord costal, peut se réduire, deux jours après, à trois centimètres, même moins, pour se manifester de nouveau trois ou quatre jours plus tard. *Ces congestions hépatiques passagères et fréquentes nous ont semblé un bon signe confirmatif d'un état défectueux de l'élaboration des substances alimentaires.* » Voici, résumées, les observations de Millon où l'état du foie a été noté :

Observation VI (Millon, Obs. II).

Louis P..., 19 mois, enfant de très belle apparence ; nourri au sein jusqu'à 16 mois ; depuis le sevrage, régime extrêmement copieux ; aliments en quantité surabondante : l'enfant est bourré de soupes, de légumes féculents, purées de pommes de terre, de carottes, etc. ; aussi mange-t-il énormément et gloutonnement, il boit de même en abondance. Il digère habituellement bien, mais il a une certaine tendance à la constipation et ses matières sentent affreusement mauvais. Son ventre est gros et ballonné, son estomac clapote à l'ombilic plusieurs heures après le repas, *le foie déborde de 3 centimètres 1/2.*

Observation VII (Millon, Obs. IV).

M..., René, 14 mois, est élevé dans un milieu misérable ; la mère, tuberculeuse, n'a pu le nourrir au sein. A été nourri au biberon avec du lait de mauvaise qualité; de plus, on l'a fait manger de bonne heure. A l'époque actuelle, en plus d'un litre de lait qu'il boit par jour, on lui donne de la soupe, de la viande; il boit du vin pur.

Aussi est-ce un enfant maigre et chétif, qui ne marche pas encore, et qui n'a que six dents. Son ventre est gros, ballonné, il a du clapotage à l'ombilic. Il est ordinairement constipé, il dort mal. *Le foie déborde de un travers de doigt.*

Observation VIII (Millon, Obs. IX).

C..., Joseph, 14 mois. Enfant élevé au sein, a été sevré brusquement il y a trois jours ; a été soumis au régime des potages gras et des panades sans y avoir été habitué. 48 heures après le sevrage, apparition de placards d'eczéma impétigineux sur la figure. *Foie déborde de 2 travers de doigt.*

Observation IX (Millon, Obs. X).

Lucienne B..., 2 ans 1/2. Onzième enfant. Père névropathe et alcoolique.

Élevage au biberon. Rougeole, coqueluche, fluxion de poitrine, convulsions. A été habituée de bonne heure à manger toute espèce de nourriture ; a eu de la diarrhée. Tendance au rachitisme.

Le ventre est énorme, *le foie déborde de 1 travers de doigt 1/2*, l'estomac reste indécis. L'enfant digère bien tout ce qu'on lui donne, elle n'a pas de constipation, mais les matières sentent très mauvais.

Observation X (Millon, Obs. XIX).

Jeanne C..., 29 mois. Enfant sevrée trop tôt et extrêmement mal alimentée; est nourrie presque exclusivement de pain et de fromage; grande buveuse. Jambes légèrement incurvées, chapelet chondro-sternal, ventre dur, un peu ballonné. Estomac légèrement douloureux à la pression épigastrique. *Foie déborde de 1 travers de doigt.*

Observation XI (Millon, Obs. XXIV).

Louise S..., 23 mois. Nourrie au sein par sa mère jusqu'à

16 mois. Depuis son sevrage, et aussitôt après, régime azoté excessif : bouillon, viande, bœuf bouilli, biftecks ; boit de l'eau rougie et un peu de vin pur. Transpirations profuses la nuit; constipation habituelle, renvois, un peu de gastralgie, pas de dilatation, *le foie déborde de 3 centimètres le rebord costal.* Cette enfant a déjà, à plusieurs reprises depuis son sevrage, présenté des poussées d'urticaire généralisée.

Observation XII (Millon, Obs. XXV).

Marie P..., 8 ans. Nourrie au biberon. A toujours été maigre et délicate.

Enfant manifestement dyspeptique, polydipsique, dont l'estomac gonfle après le repas et est douloureux, mais non dilaté. *Le foie déborde légèrement les fausses côtes.*

Observation XIII (Millon, Obs. XXXVI).

Pierre S..., 10 ans, petit, chétif, très blond, très maigre. Nourri d'une façon grossière. A fort peu d'appétit et s'alimente presque exclusivement avec du café noir et du café au lait. Grand buveur, nerveux, se réveille fréquemment la nuit. Constipation habituelle. Clapotage de l'estomac jusqu'à l'abdomen. *Foie gros, débordant de 3 centimètres.*

Après quelques mois de traitement, le foie est revenu à ses dimensions normales.

Observation XIV (Millon, Obs. XXXVII).

Louise F..., 3 ans, issue d'une mère lymphatique et hystérique et d'un père névropathe et alcoolique. Depuis son sevrage, troubles digestifs variés; d'ailleurs très mal nourrie ; boit beaucoup d'eau entre ses repas et mange toute espèce de nourriture.

C'est une enfant chétive et très nerveuse qui a des diarrhées fréquentes, dont le ventre est très ballonné, *dont le foie est gros.*

Observation XV (Millon, Obs. XLIII).

Raymond D..., 3 ans 1/2. Enfant nourri à la campagne, sans surveillance, mis au biberon à 6 mois, sevré à 1 an. A partir de cet âge, s'est mis à boire de tout, du vin pur, du café. Polydipsique. Tendance au rachitisme.

Pas de signe de dyspepsie ; *le foie, un peu gros, déborde de 1 travers de doigt.*

Observation XVI (Millon, Obs. XLV).

Théodore T..., 3 ans, franchement rachitique. Mère et frère rachitiques. Mère fortement dyspeptique. Nourriture grossière de très bonne heure ; polydipsie. Il est dyspeptique, a des diarrhées fréquentes, fétides le plus souvent, de l'atonie gastro-intestinale ; son ventre est constamment ballonné, *son foie est gros et déborde de 2 centimètres le rebord costal.*

Il serait peut-être malaisé de définir exactement ce qu'on entend par congestion du foie. « Les processus congestifs, dit M. Chauffard (1), forment dans la pathologie de chaque organe une région mal limitée, indécise, occupant pour ainsi dire les frontières de la maladie. A quel moment la simple hyperhémie fonctionnelle devient-elle pathologique? Dans quels cas la congestion, simple élément anatomique si banal et si variable, mérite-t-elle d'être individualisée en une entité morbide?

« Pour le foie, plus que pour tout autre organe, la ligne de démarcation est incertaine. Ce que l'on peut dire de plus général, c'est que la congestion hépatique ne devient maladie que par l'intensité, ou par la répétition et la durée des incitations morbides. »

Il est bien certain qu'il s'agit, dans le cas particulier, de congestions actives. Il n'est pas utile d'insister ici sur *les symptômes* de la congestion hépatique qu'on trouvera exposés magistralement par M. Chauffard dans le *Traité de Médecine*, non plus que sur *l'aspect*

(1) CHAUFFARD, *Traité de médecine* de Charcot-Bouchard-Brissaud, t. III, p. 778.

macroscopique et *les modifications histologiques* de l'organe dans ces cas. Je rappellerai seulement le malaise profond ressenti par le malade dans l'hypochondre droit, la tension douloureuse avec irradiation dans l'épaule droite, l'augmentation de volume de la glande qui est douloureuse à la palpation, la présence quelquefois d'une teinte urobilinique ou subictérique des conjonctives et des téguments, la présence dans l'urine de pigments biliaires ou d'urobiline, l'azoturie, la glycosurie alimentaire. Tout cela plus ou moins passager, habituellement sans fièvre, plus ou moins prononcé et se répétant plus ou moins souvent.

Mon attention ne s'est pas spécialement portée sur les cas de congestion hépatique, puisque ce travail a pour but principal de présenter la forme durable d'hépatomégalie d'origine gastro-intestinale dont il est question dans le prochain chapitre ; je n'ai donc pas recueilli d'observations de ce genre. Il me serait facile cependant d'en retrouver un certain nombre, et tout médecin qui voit des dyspeptiques peut être sûr de rencontrer chez ses malades *ce foie qui fait l'accordéon*. J'en ai vu quelques-uns pendant mon internat ; je relaterai seulement les deux faits suivants qui concernent des personnes que j'ai vues souvent et dont j'ai pu suivre les périodes congestives :

Observation XVII (personnelle).

Le Dr X..., mon collègue d'internat et mon ami, est âgé de 30 ans. Il est de souche arthritique et présente un embonpoint honnête (je n'ose pas dire qu'il est obèse). Il n'a jamais été sérieusement malade. Sans être à proprement parler dyspeptique, ses digestions sont souvent pénibles, surtout si le repas a été plus copieux que de coutume; l'épigastre se gonfle, la respiration est moins facile, des rougeurs se montrent à la face, il lui est impossible de travailler ou même de lire au moins deux heures après le repas.

A plusieurs reprises il a pu constater sur lui-même et faire constater à ses collègues une notable augmentation de volume de son foie qui déborde alors les fausses côtes de 2, 3, quelquefois 4 travers de doigt, et qui revient plus ou moins lentement à son volume normal, le lendemain ou même deux ou trois jours après. Il éprouve à ces moments la tension de l'hypochondre droit; mais il n'a jamais eu de coloration urobilinique ou ictérique et n'a jamais constaté dans ses urines de pigments biliaires ni d'urobiline.

Observation XVIII (personnelle).

Une jeune femme de 26 ans, dont je tairai les antécédents familiaux très significatifs, a eu depuis quelques années de profonds chagrins qui ont exagéré outre mesure son nervosisme naturel et fait d'elle, très gaie auparavant, presque une neurasthénique. Depuis un an elle souffre de douleurs stomacales assez vives, surtout à une certaine distance des repas; l'ingestion d'aliments calme ces douleurs, ce qui me fait croire chez elle à une forme hyperpeptique de gastropathie.

Son estomac, dilaté et clapotant, descend jusqu'à 1 travers de doigt au-dessus de l'ombilic. Son foie déborde les fausses côtes de deux travers de doigt, et cela d'une façon presque permanente; par moment il augmente encore de volume.

Les urines ne contiennent pas d'urobiline, mais une petite quantité de peptones. Je ne les ai d'ailleurs examinées qu'une fois.

Le teint, rose et frais auparavant, est maintenant jaune sale, sans qu'il y ait cependant imprégnation ictérique ni urobilinique.

Ces deux cas peuvent être rangés dans la forme bénigne. On va voir jusqu'où peuvent aller ces états congestifs qui souvent restent à cette phase oscillatoire curable, mais qui aboutissent parfois à la cirrhose confirmée (1).

(1) Le même jour que moi (19 juillet 1894), mon collègue et ami Deguéret présentait à la Faculté sa thèse intitulée : « Relations pathologiques du foie et de l'estomac. » C'est un mois à peine auparavant que réciproquement nous nous faisions part du sujet de notre travail inaugural. Nous nous sommes trouvés, sauf sur quelques points de détails, en parfaite communauté d'idées. Mais nos deux mémoires, loin de faire double emploi, se complètent plutôt l'un l'autre. Deguéret a surtout étudié dans leur ensemble les rapports du tube digestif avec la glande hépatique ; il indique seulement, et comme une probabilité, l'origine gastro-intestinale des cirrhoses : « Dans un grand nombre de cas, dit-il, les commémoratifs d'alcoolisme font défaut.... Quant à nous, bien que notre observation soit trop courte pour nous permettre de nous prononcer avec certitude et d'apporter des faits démonstratifs suffisamment nombreux, nous croyons qu'il est légitime de considérer comme infiniment probable l'action cirrhogène des désordres gastro-intestinaux. Nous savons avec quelle fréquence les troubles hépatiques surviennent chez les dyspeptiques. »

Au point de vue de la congestion hépatique, il accepte la théorie émise par M. Bouchard. « La congestion du foie serait la conséquence d'une suractivité fonctionnelle de la cellule hépatique provoquée par l'arrivée en excès des toxines (mieux vaudrait dire des poisons, car il n'y a pas que des toxines venues du tube digestif).... La suractivité fonctionnelle du foie, survenant dans ces conditions, est comparable à l'hypertrophie compensatrice du cœur que Beau qualifiait de providentielle; à la sécrétion intense du mucus par les glandes de la muqueuse gastrique, pour lutter contre l'irritation de l'alcool ou d'un suc hyperacide.... L'activité glandulaire ne va pas sans une vaso-dilatation prononcée et un afflux considérable de sang. Si la situation se prolonge, l'hyperhémie habituelle entraîne ses conséquences obligatoires : dégénérescence cellulaire, irritation du tissu conjonctif, hyperplasie, cirrhose. Le trouble fonctionnel a conduit progressivement à la lésion. L'hyperchlorhydrie mène à la gastrite et à l'atrophie de la muqueuse; l'irritation prolongée du foie par les toxines mène à la congestion, à la dégénérescence et à la cirrhose. »

Deguéret distingue deux formes ou plutôt deux processus de cette congestion hépatique : la *congestion des dilatés* avec fermentations anormales, congestion *passive* où il n'y a pas accélération du cours du sang, mais plutôt engorgement et stase; et la *congestion des dyspeptiques hypersthéniques,* celle-ci presque constamment *active,* avec exagération du pouvoir fonctionnel de l'organe. Dans la première, on constate le plus souvent les signes de l'insuffisance hépatique, dans la seconde, l'absence de dépôts uratiques et d'urobilinurie, la fréquence de la diarrhée, la coloration verdâtre des selles.

Ses conclusions sont formelles: « Nous croyons que les désordres gastro-intestinaux ont une influence considérable, sinon le rôle prépondérant, dans la pathogénie des cirrhoses du foie. — Nul doute qu'il n'existe des cirrhoses liées à des troubles gastro-intestinaux, aussi bien aux dyspepsies de fermentation qu'aux dyspepsies hypersthéniques avec hyperchlorhydrie. — Du reste, toute cause provocatrice de congestions répétées et prolongées du foie, est susceptible d'aboutir à la sclérose de cet organe. »

Deguéret n'aurait eu qu'à se reporter à la communication que M. Hanot et moi avions faite au mois d'avril 1894 au Congrès de Rome pour voir ses prévisions devancées par l'observation.

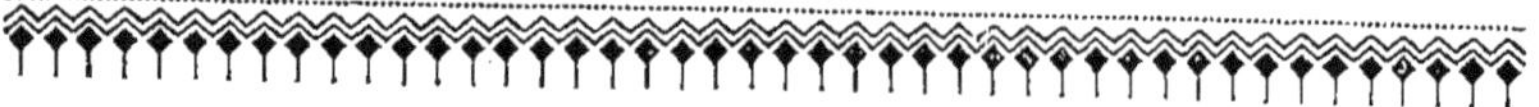

CHAPITRE III

DE LA CIRRHOSE CONFIRMÉE DU FOIE AU COURS DES DYSPEPSIES

En vain j'ai recherché longuement dans la littérature médicale des observations comparables à celles qu'on va lire. De même que la plupart des cliniciens qui s'attachent à l'étude des gastropathies ont négligé jusqu'ici de noter l'état de la glande hépatique, ne fût-ce que pour en indiquer le volume, de même ceux qui recueillent les cas d'affections du foie ne se sont qu'exceptionnellement préoccupés de l'état des fonctions digestives, et bien peu, nous l'avons vu, Budd, Leven, Bouchard, P. Le Gendre, R. Millon, songeant que foie et tube digestif font partie d'un même système, ont étudié les relations qui unissent la pathologie de ces trois organes, estomac, intestin et foie.

Un courant nouveau dirige de ce côté, aujourd'hui, l'attention des observateurs, et ce chapitre récent ne tardera pas à s'enrichir de bon nombre de faits instructifs. Pour ce qui concerne en particulier la cirrhose, nous verrons surgir, il faut l'espérer, après la publication de cette thèse, des cas analogues aux suivants :

Observation XIX (personnelle).

Arthritisme familial et personnel. — Nervosisme. — Dyspepsie chronique. — Gastrite hyperpeptique. — Dilatation de l'estomac. — Gros foie sans ictère, sans ascite, sans circulation collatérale, sans splénomégalie. — Pas d'alcoolisme.

Madame J., âgée de 55 ans, est aubergiste aux environs de Paris. Il faut noter tout de suite que malgré sa profession elle n'a jamais abusé des boissons, vin ou liqueurs. Exactement elle a bu toute sa vie à chacun de ses repas deux à trois verres de vin coupé d'eau, et ne buvait en dehors de ses repas que l'été, quand il faisait très chaud.

Son *père*, mort à 74 ans, était aussi aubergiste et buvait copieusement. Il a été dyspeptique pendant 30 ans, et a toujours été très difficile pour sa nourriture; il a longtemps eu des vomissements, surtout pendant les dernières années de sa vie ; à plusieurs reprises il avait vomi du sang rouge. — Il n'était pas obèse ; il est mort très amaigri, mais sans ascite.

Le père a eu deux frères et une sœur, morts tous trois très âgés, entre 78 et 80 ans, n'ayant guère été malades pendant leur vie.

Sa *mère* est morte à 74 ans; elle ne buvait pas non plus en dehors de ses repas et jamais n'avait goûté de liqueurs. Depuis que la malade l'a connue, elle a toujours souffert de l'estomac; pendant les 15 dernières années de sa vie, elle vomissait souvent, deux ou trois heures après les repas, non des aliments, mais de l'eau : c'était une véritable gastrorrhée. — Elle souffrait aussi beaucoup de l'hypochondre droit, et les médecins la soignaient pour une maladie de foie ; à plusieurs reprises on lui avait mis des vésicatoires sur la région hépatique.

C'était une femme robuste. Elle a eu 15 enfants. 5 sont morts en bas âge. 6 autres sont morts :

L'un (homme) à 35 ans, d'une maladie de cœur (angine de poitrine?).

— Un autre à 63 ans d'un accident.

— Un troisième à 50 ans, également à la suite d'un accident où il avait eu des côtes fracturées.

— Une fille à 26 ans, après de nombreux chagrins; elle dormait quelquefois pendant 48 heures consécutives.

— Un autre garçon à 38 ans, d'une maladie d'estomac.

— Le 6e n'a laissé dans l'esprit de la malade aucun souvenir précis.

Restent 4 enfants :

Un homme de 65 ans, solide, bien portant, qui n'a jamais souffert de l'estomac.

— Une femme de 68 ans, qui est au Chili depuis 35 ans, également bien portante.

— Une autre femme de 57 ans, qui depuis de longues années souffre du ventre (?).

— Enfin notre malade qui est la treizième des enfants.

Madame J... est une femme sèche, maigre, de taille moyenne, très vive, intelligente, racontant parfaitement son histoire.

Elle a eu la gourme dans l'enfance, mais pas d'adénites; elle n'a pas eu de maladies fébriles.

A 10 ans est survenue une pleurésie qui a été assez rapidement guérie ; la malade ne s'en est jamais ressentie.

Elle a été réglée à 12 ans, et toujours normalement jusqu'à sa ménopause. — Mariée à 22 ans et demi, elle a eu 6 enfants ; grossesses et couches ont été fort bonnes ; en dernier lieu elle a fait pendant la guerre une fausse couche de 7 mois à la suite d'une chute.

Jusqu'à l'âge de 43 ans (il y a 12 ans de cela), sa santé a été parfaite. Cependant son métier d'aubergiste l'obligeait à des écarts de régime, surtout au point de vue de la régularité des repas.

Il y a 12 ans, le malaise débute par une douleur épigastrique, d'abord sourde, avec quelques irradiations à gauche, mais surtout à droite ; en même temps la malade éprouvait une fatigue extrême dans les jambes ; elle avait des varices.

Cet état de choses dure environ deux ans, sans le moindre vomissement. Au bout de ce temps, la douleur se localise dans l'hypochondre droit, avec sensation de pesanteur de ce côté. A plusieurs reprises, cette douleur est devenue plus forte, mais sans jamais prendre le caractère aigu de la colique hépatique ; il n'y a d'ailleurs jamais eu de vomissements. — Après chacune de ces périodes d'exaspération, qui duraient plusieurs jours avec le même caractère, les yeux se teintaient de jaune, les urines se fonçaient, les matières restant colorées ; cette coloration (bile ou simplement urobiline?) persistait environ une semaine. La malade restait alitée deux ou trois jours ; le médecin constatait l'augmentation de volume du foie et prescrivait un vésicatoire sur la région hépatique.

Depuis ces dix ans, l'appétit, très capricieux, subissait des alternatives de haut et de bas. — Les digestions étaient toujours pénibles et s'accompagnaient, 3 ou 4 heures après les repas, de bâillements, de pandiculations, de pesanteur à l'épigastre, mais pas de gonflement, d'éructations ni de pyrosis. — Dans la nuit, la bouche était sèche, la langue mauvaise, amère, cela d'ailleurs presque continuellement.

La malade est d'habitude constipée ; elle ne va à la selle que tous les deux ou trois jours ; elle n'a jamais de diarrhée, sauf quelquefois l'été, quand elle mange des fruits ; une fois, après s'être purgée trois jours de suite, successivement avec de l'eau de Rubinat, du calomel et du séné, il y a eu superpurgation et diarrhée pendant 8 jours.

Pendant 7 ans, l'état reste à peu près stationnaire, avec périodes d'aggravation.

Le 29 août 1890, elle va consulter M. Hanot qui constate l'hypertrophie du foie sans ictère, sans augmentation de volume de la rate, sans ascite et sans circulation veineuse abdominale, et qui formule la prescription suivante :

1° Le matin prendre un verre de lait ;

2° A midi et à 7 heures, s'abstenir de potages, ragoûts, sauces, graisses, farineux (sauf la purée de pommes de terres au lait), acides, crudités. Manger peu de pain ;

3° A chaque repas un verre d'eau de Pougues additionnée de deux cuillerées de vin blanc ;

4° Ne rien prendre entre les repas ;

5° Avant chaque repas prendre un des cachets suivants :

℞ Naphtol β } āā 0,30 cent. pour un cachet ;
Magnésie }

6° Deux fois par semaine prendre le matin à jeun une cuillerée à potage de sel de Carlsbad dissous dans un verre d'eau chaude.

Ce traitement, fait avec grand soin, avait amené une amélioration notable. La malade venait de temps en temps se faire faire des pointes de feu sur le foie quand « il se gonflait » et disait en éprouver grand soulagement, car elle souffrait à ces moments-là et ses yeux devenaient jaunes. Les digestions sont allées s'améliorant.

Le 6 octobre 1891, M. Hanot revoit la malade ; le foie est resté aussi volumineux. M. Hanot ajoute au traitement 0gr,20 de calomel à prendre deux fois par semaine le matin à jeun.

Le 31 janvier 1894 nous examinons la malade. Nous recueillons les renseignements qui précèdent et pratiquons la mensuration du *foie*.

Cet organe atteint en haut le niveau de la quatrième côte, et descend dans l'abdomen jusqu'à deux travers de doigt environ de la crête iliaque. Sur la ligne mamelonnaire, il mesure en hauteur 0m,25, sur la ligne axillaire 0m,24 ; il descend au-dessous de l'appendice xyphoïde de 0m,15, et s'étend vers l'hypochondre gauche à 0m,10 de la ligne médiane. Son bord libre, peu éloigné de la crête iliaque sur la ligne axillaire, reste à peu près horizontalement à ce niveau jusqu'au voisinage de l'ombilic au-dessus duquel il passe, sur la ligne médiane, à une distance de deux travers de doigt ; il reprend alors une direction horizontale pour ne remonter et disparaître sous le rebord costal gauche qu'à l'union de ses deux tiers supérieurs avec son tiers inférieur.

Ce bord est égal, mousse, mais très facilement perceptible, *très dur*. La surface du reste de l'organe est aussi très dure, lisse et sans inégalités. La palpation n'en est pas douloureuse.

La *rate* n'est pas perceptible à la percussion.

L'*abdomen* n'est pas distendu, il n'y a pas trace d'ascite ni de circulation veineuse collatérale.

L'*estomac* est très dilaté ; le clapotage se perçoit nettement, après ingestion d'un demi-verre d'eau, à 5 centimètres au-dessous de l'ombilic.

Voici les résultats de l'analyse de son suc gastrique faite selon la méthode de Winter par M. Carrion, chef des travaux chimiques de M. le professeur Hayem :

Le 17 janvier 1894		Résultats de l'analyse		
Chiffres normaux (1)		Hyper+	Normal=	Hypo—
Acidité totale. A.......	189	264		
HCl libre. H...........	44	168		

Le 17 janvier 1894		Résultats de l'analyse		
Chiffres normaux		Hyper+	Normal=	Hypo—
HCl combiné organiq. C	168			135
Chlorhydrie. H+C....	212	303		
Chlore total. T........	321	467		
Chlore minéral fixe. F.	109	164		
Coefficient. $\frac{A-H}{C}=$	86			71
Observations. T/F.	3			2.84
Peptones			pure syntonine	
Réactions de l'HCl.			constatées	
Résidu			coloré	
Acide gras			rien	

Liquide peu abondant (12 c. c.) assez bien émulsionné, muqueux.

Il n'y a *pas d'ictère* ni de coloration urobilinique de la peau ni des conjonctives.

Les *urines*, de couleur jaune ambrée, ne contiennent ni sucre, ni albumine, ni urobiline. L'urée n'a pas été dosée.

L'auscultation du *cœur* et des *poumons* ne révèle aucune altération de ces organes ; à noter la submatité et la diminution du murmure vésiculaire dans le tiers inférieur du poumon droit ; il n'y a pas à ce niveau de frottements pleuraux.

La malade est très nerveuse, très emportée, avoue-t-elle ; elle n'a jamais eu de crises de nerfs et ne présente aucun stigmate hystérique.

Elle appartient à une famille d'arthritiques sans présenter elle-même d'autres signes de la diathèse que des cheveux blancs qui

(1) Tous les nombres expriment des milligrammes.

ont commencé à paraître à 45 ans, et des hémorrhoïdes qui datent seulement de la ménopause. Mais sa sœur qui habite au Chili était blanche à 30 ans, et l'autre sœur a souffert de fréquentes migraines, très intenses, avec vomissements, qui l'obligeaient à garder le lit ; elle avait aussi souvent des épistaxis. La malade a un fils qui à 20 ans avait déjà des cheveux blancs ; il a 31 ans aujourd'hui et ses cheveux sont franchement gris. Lu, aussi souffre de l'estomac ; il éprouve presque constamment après les repas une douleur sourde à l'épigastre et dans le dos entre les omoplates.

La malade, qui suit fidèlement son régime alimentaire, se senti depuis huit jours surtout, beaucoup mieux portante au point de vue gastrique. De temps à autre seulement elle a, vers trois ou quatre heures du soir, un peu de pesanteur d'estomac et quelques bâillements. Le soir elle est fatiguée et se couche de bonne heure.

Elle ne se réveille pas de la première partie de la nuit, le sommeil est plus léger à partir de une ou deux heures du matin.

Elle est dans un état de fatigue presque continuel ; elle ne peut se livrer à un exercice un peu soutenu.

Nous revoyons la malade le 13 février. La mensuration de son foie nous donne $0^m,24$ seulement sur la ligne mamelonnaire, et $0^m,14$ au-dessous de l'appendice xyphoïde, soit un centimètre de moins que la dernière mensuration.

Les troubles dyspeptiques sont grandement améliorés ; la malade mange et digère facilement ; elle n'éprouve après les repas aucune douleur, aucune pesanteur à l'épigastre. La langue est très propre. Les urines sont normales. Les hémorrhoïdes n'ont pas donné de sang depuis six semaines.

Il semble que, pour aboutir à l'hépatomégalie définitive, le foie de cette femme ait passé par une phase congestive variable au cours de laquelle de véritables poussées se sont produites. Une fois acquis le volume exagéré qu'il présente aujourd'hui, le foie, depuis plusieurs années, est resté stationnaire, offrant seulement à certaines périodes de légères différences, un ou deux centimètres en plus ou moins. On ne saurait voir là une simple congestion chronique ; étant donnée surtout la dureté remarquable de l'organe, c'est à une véritable cirrhose que nous avons affaire, et s'il n'existe aucun des symptômes habituels de la cirrhose dite alcoolique, c'est que, sans doute, la distribution du tissu conjonctif néoformé ne gêne pas suffisamment la circulation porte pour produire de l'ascite et pour nécessiter une circulation veineuse collatérale. Mais un moment pourrait venir, si une thérapeutique visant surtout le tube digestif n'enrayait le processus d'irritation dont le foie est le siège, où la prolifération conjonctive serait telle qu'on verrait paraître l'ascite et les veines superficielles de l'abdomen. L'observation XXIV nous en fournira un remarquable exemple.

Ces mêmes réflexions s'appliquent aux deux faits ci-après :

Observation XX (personnelle).

Arthritisme. — Nervosisme. — Hémophilie. — Dyspepsie dès l'enfance. — Dilatation de l'estomac. — Gros foie sans ictère, sans ascite, sans circulation collatérale, sans splénomégalie. — Pas d'alcoolisme.

Madame B.... est âgée de 45 ans.

Son père, mort à 60 ans, était obèse et diabétique.

Sa mère, délicate et chétive, est morte en couches à 34 ans.

De trois enfants, nés de ce ménage, l'un est mort en bas âge, l'autre, un garçon, est aujourd'hui un adulte bien portant ; la malade est le troisième.

Elle était de santé délicate dans l'enfance ; elle a eu de la strume, de l'adénite cervicale et de la blépharite ciliaire.

Formée à 11 ans, elle a toujours vu exactement ses règles. Elle n'a eu qu'une grossesse tout à fait normale à 19 ans, après son mariage.

A 30 ans, elle aurait eu, à l'en croire, une colique hépatique avec vomissement, mais sans ictère ; la durée de cette crise douloureuse a été fort courte.

A 35 ans serait survenue une méningite (?) qui aurait duré six semaines, sans compter une convalescence assez longue.

Elle a toujours été *très nerveuse*, sans avoir cependant jamais eu de crises de nerfs. Elle est vive, emportée, se met facilement en colère et est très impressionnable. La nouvelle de la mort du président Carnot (la malade est venue me voir ce jour-là) l'a émue au point qu'elle a failli perdre connaissance et qu'elle a été toute la journée tremblante et sans force ; elle avait peine à se tenir debout. Elle souffre très souvent de douleurs de tête localisées à l'occiput.

Il y a un an, elle a eu une augmentation de volume de la glande thyroïde. M. le professeur Verneuil, qui la soignait à ce moment pour des métrorrhagies dont il sera question plus loin, lui a fait des injections dans cette glande hypertrophiée. Elle n'a pas remarqué à ce moment-là si elle avait du tremblement, des palpitations et de l'exophthalmie. Mais elle avait du tremblement avant cette époque chaque fois qu'elle avait une émotion ou se mettait en colère ; et depuis, elle a de la tachycardie quand elle marche un peu trop vite ou qu'elle monte une côte ou un escalier ; elle a même quelquefois à ce propos une légère sensation d'angoisse rétro-sternale avec tendance à la lipothymie.

Elle ne présente *aucun stigmate hystérique*. La sensibilité cutanée est plutôt exagérée, mais uniformément sur tout le corps.

Les *phénomènes vaso-moteurs* sont remarquables chez elle ; le moindre traumatisme, une simple chiquenaude, détermine au point contusionné, une rougeur durable et même une légère ecchymose qui met plusieurs jours à se résorber.

Depuis sa première enfance, elle a eu jusqu'à 25 ans de *fréquentes épistaxis*, qui se répétaient presque tous les jours et duraient une dizaine de minutes. Son frère, qui a toujours, comme elle, facilement saigné du nez, est encore aujourd'hui, à 50 ans, sujet à cet accident, quoique se portant fort bien.

Les *règles* de la malade ont toujours été très abondantes et duraient 8 jours. Pendant sa grossesse, elle a vu les quatre premiers mois ; au sixième mois on l'a saignée ; au moment de ses couches elle a perdu beaucoup de sang. Chaque rapprochement sexuel déterminait une hémorrhagie légère, surtout avec son mari (elle est divorcée depuis quelque temps et vit avec un autre homme, moins vigoureux, dit-elle).

Depuis le commencement du mois de mars 1894, elle paraît être entrée dans la ménopause ; elle a eu quelques métrorrhagies abondantes, des pertes continuelles ou peu s'en faut, et a dû se résigner au repos absolu ; ses forces ont beaucoup diminué depuis ce temps. Le médecin qui la soignait a porté le diagnostic de *fibrome utérin ;* mais le professeur Verneuil, qui a examiné la malade au point de vue utérin, n'a rien constaté d'anormal. Actuellement encore (mai-juin 1894) ses règles sont très abondantes, et elle a perdu tous les jours un peu de sang pendant tout le mois de juin. J'ai récemment encore exploré l'utérus de cette femme, et n'ai trouvé ni augmentation de volume, ni déviation de l'organe.

Le *cœur* bat normalement ; on n'entend à l'auscultation aucun souffle, aucun bruit anormal.

Les *artères* ne sont ni dures, ni flexueuses. Le pouls est très régulier; la tension artérielle, autant qu'on la puisse apprécier sans appareil, semble normale.

La malade est modérément obèse; elle a toujours été assez forte.

J'ai gardé pour la fin l'histoire des *troubles digestifs.*

Je note tout de suite qu'à aucune époque elle n'a abusé de vin; elle buvait à peine un verre d'eau rougie à ses repas, et n'acceptait que très rarement une très petite quantité de liqueur (un travers de doigt dans un petit verre). Toute ingestion de vin pur ou de boisson alcoolique troublait davantage sa digestion déjà pénible. Dans l'intervalle des repas elle n'a jamais pris, affirme-t-elle, et exceptionnellement, que de l'eau pure, de la bière ou des sirops.

De tout temps cette femme a eu plus ou moins de dégoût pour les aliments. Elle ne connaît pour ainsi dire pas la sensation de la faim : jamais il ne lui est arrivé de dire : « Oh ! que j'ai faim ! » Elle a mangé dès que les plats paraissent, dit-elle. Certaines choses ne passent pas, et la malade évite soigneusement de manger tel ou tel mets, en particulier le poisson, le homard, les sauces, les aliments gras. Souvent après le repas, elle a des renvois acides, du pyrosis. Elle a toujours été très constipée, n'allant à la selle que tous les deux ou trois jours, et encore grâce à des lavements.

Depuis *dix ans*, cette dyspepsie s'est aggravée et depuis dix ans elle s'inquiète de son estomac. Ce sont des pesanteurs à l'épigastre après le repas, des rougeurs à la face et des plaques de rougeur sur le corps, surtout à l'approche de ses règles ; à ces époques surviennent, deux ou trois heures après manger, des vomissements, non pas alimentaires, mais formés d'eau claire et glaireuse, quelquefois teintée de bile.

Depuis *dix ans* aussi elle ressent dans l'hypochondre droit une pesanteur presque continuelle qui devient plus gênante un peu avant ses époques menstruelles ; au moment des règles, à cette pesanteur s'ajoutent des sensations douloureuses.

D'une façon habituelle, elle ne peut pas se coucher sur le côté droit, car elle éprouve des tiraillements de ce côté. Étant couchée, si elle se relève brusquement sur son séant, surtout si à ce moment la cuisse droite est en flexion sur le bassin, elle éprouve dans l'hypochondre droit comme une contusion qui laisse après elle pendant quelque temps une douleur sourde. De temps à autre la douleur irradie vers l'épaule droite. Certains mouvements du bras sont en tous temps impossibles, en particulier l'élévation au-dessus du plan de l'épaule ; l'action de lancer une pierre ou une flèche (elle en a fait l'expérience au jeu des fléchettes) détermine chez elle la douleur vive de l'hypochondre.

Il n'y a *jamais eu d'ictère ;* cependant, quand vient l'époque des règles, les téguments prennent une teinte jaune appréciable pour les gens de son entourage, et ses urines se foncent un peu.

J'ai pu voir la malade au moment des règles et dans l'intervalle; j'ai pu vérifier l'absence de toute coloration anormale en dehors du flux menstruel, et au contraire une *imprégnation urobilinique* très appréciable des conjonctives, à peine indiquée des téguments, pendant la période cataméniale.

A plusieurs reprises les *urines* ont été examinées ; elles sont claires, limpides et abondantes. Jamais je n'y ai trouvé, même pendant les règles, ni albumine, ni sucre, ni pigments biliaires, ni urobiline. L'épreuve de la glycosurie alimentaire n'a pu être faite.

La malade a presque constamment des *démangeaisons* « entre chair et peau ». Aucune éruption, aucune rougeur, dit-elle, ne les justifie. Le thé les provoque ou les exagère d'une façon remarquable.

L'*examen du foie*, assez difficile en raison de l'embonpoint de la malade, permet cependant de se rendre un compte exact de son volume qui est notablement augmenté.

On sent nettement le bord inférieur de la glande à 11 centimètres au-dessous du rebord costal. L'organe est dur, *très dur*, résistant, lisse. La palpation en est douloureuse.

La matité remonte au-dessus du mamelon jusqu'à la troisième côte et descend, sur la ligne mamelonnaire, un peu au-dessous de l'ombilic. Elle mesure :

Sur la ligne mamelonnaire..........	27	centimètres.
Sur la ligne xyphoïde.............	18	—
Sur la ligne axillaire...............	19	—

Elle commence en arrière à la pointe de l'omoplate.

A ce niveau on ne perçoit pas de frottements pleuraux. On n'en perçoit pas non plus dans l'abdomen en auscultant la région hépatique.

Il n'y a *pas de matité splénique, pas d'ascite, pas de circulation veineuse collatérale sur l'abdomen.*

La malade a quelques varices et parfois, mais rarement, un peu d'œdème des jambes.

L'*estomac* est très dilaté. La percussion et le clapotage permettent d'en dessiner la grande courbure à 21 centimètres au-dessous de l'appendice xyphoïde, à 3 centimètres au-dessous de l'ombilic. Le chimisme stomacal n'a pas été étudié.

C'est le 13 avril 1894 que j'ai examiné complètement la malade, et lui ai prescrit, en même temps qu'une diététique appropriée, des cachets contenant chacun $0^{gr},30$ de salol et autant de bicarbonate de soude et de magnésie calcinée. Le 30 avril elle est revenue très améliorée ; elle se sent de l'appétit, elle mange mieux, elle n'a plus de démangeaisons, elle peut se coucher sur le côté droit. Le volume du foie est le même. Elle n'a eu qu'une seule fois des douleurs dans l'hypochondre droit. L'amélioration s'est maintenue jusqu'au 15 juin ; à ce moment une métrorrhagie assez abondante est survenue qui a beaucoup affaibli la malade. Elle quitte Paris le 30 juin pour aller à la campagne.

Des deux observations qui précèdent, je ne retiens pour le moment que le nervosisme très accentué de ces deux malades. Elles justifieraient presque cette phrase de Beau, peut-être plus exacte qu'il ne paraît au premier abord : « Toutes les personnes hystériques sont nécessairement dyspeptiques. » Il est vrai que Beau n'entendait pas l'hystérie au sens qu'on lui donne de nos jours ; pour lui, l'hystérie était « la gastropathie avec dyspnée ascendante, spasme glottique et convulsions ». Pathogéniquement au moins, sa conception de l'hystérie était différente de la nôtre.

Observation XXI (personnelle).

Arthritisme. — Pas d'alcoolisme. — Pas de dyspepsie apparente avant la maladie du foie. — Dilatation de l'estomac. — Gros foie sans ictère, sans ascite, sans circulation collatérale, sans splénomégalie. — Hémorrhagies multiples au cours de la maladie.

La nommée N..., Rosalie, âgée de 34 ans, journalière, entre le

27 janvier 1894 dans le service du Dr Hanot à l'hôpital Saint-Antoine, salle Grisolle, lit n° 1.

Les antécédents héréditaires sont sans intérêt. Le père a 69 ans et se porte bien ; il n'a jamais été malade. La mère est morte à 59 ans d'une affection indéterminée. Ni l'un ni l'autre n'ont été obèses, dyspeptiques, ni migraineux. Trois frères et une sœur sont en bonne santé.

Personnellement, cette femme a toujours été à peu près bien portante : pas d'accidents strumeux dans l'enfance, une rougeole vers 6 ans, quelque pâleur et de l'anémie de 11 à 13 ans. Ses règles, parues à 15 ans, sont toujours venues au moment voulu. A 18 ans elle a eu une grossesse normale. A l'âge de 20 ans elle est venue habiter Paris, et deux ans après elle contractait une fièvre typhoïde. A partir de ce moment sa santé est restée excellente jusqu'à l'âge de 30 ans.

A ce moment, après avoir pris froid pendant une période menstruelle, elle voit ses règles s'arrêter et elle éprouve dans les membres inférieurs une grande lassitude et de vives douleurs. Elle entre à l'hôpital de la Pitié où elle séjourne six mois. On constate dès son entrée que son foie est volumineux et qu'elle a de l'albumine dans les urines ; il y avait même une teinte jaune des téguments qui d'ailleurs s'effaça bientôt, mais pas d'œdème des membres inférieurs. Il y a de cela 4 ans. Elle sort de l'hôpital guérie, mais pendant deux ans et demi ses règles ne se montrèrent point.

Elle se remet à travailler, se portant assez bien, toussant par intervalle, s'enrhumant très facilement. Ses cheveux avaient commencé à blanchir pendant son séjour à la Pitié ; du moins seulement alors s'en était-elle aperçue.

Depuis un an, sans être obligée de garder le lit, sans cesser son travail, sa santé s'est altérée ; les forces sont moins grandes, l'appétit diminue.

Depuis six mois l'état général a empiré ; le dégoût qu'elle éprouvait pour la nourriture s'est accentué de jour en jour ; c'est la viande qu'elle n'a pu manger d'abord, puis elle en est venue à ne prendre que du bouillon et du lait.

Et cependant, malgré cette alimentation réduite, elle ne

maigrissait pas : au contraire, elle prenait de l'embonpoint et engraissait, dit-elle, tous les jours davantage.

Voici quinze jours qu'elle ne supporte même plus le lait; elle le vomit presque aussitôt après l'avoir ingéré. Ses forces ont encore diminué, elle est obligée d'abandonner tout travail. C'est dans ces conditions qu'elle entre à l'hôpital.

État de la malade en janvier 1894. — C'est une femme obèse dont les cheveux sont presque gris; les téguments ont une teinte jaune sale, celle de l'urobiline; la face est plus colorée que le reste du corps et les conjonctives plus encore. Elle se tient couchée de préférence sur le côté droit, inerte; elle répond lentement aux questions qu'on lui pose, comme avec peine, plongée dans un état frappant d'apathie et d'indifférence. Elle se plaint de tousser, mais n'accuse aucune souffrance localisée.

La langue est un peu sale, humide; l'appétit est nul; le dégoût pour les aliments est invincible : le lait même est rejeté. — Les selles sont régulières, les matières de couleur normale. Il n'y a pas d'hémorrhoïdes.

Le foie est très volumineux; sa matité remonte jusqu'au bord inférieur de la cinquième côte, et la limite inférieure descend jusqu'à trois travers de doigt au-dessous de l'ombilic, sur la ligne mamelonnaire. Elle mesure en hauteur 27 centimètres. Entre celle-ci et la ligne médiane, la matité remonte presque verticalement jusqu'au creux épigastrique pour redescendre un peu dans l'hypochondre gauche.

La palpation n'est pas très facile en raison du pannicule adipeux très abondant; néanmoins on peut accrocher le bord inférieur de l'organe qui est mousse, lisse, sans encoche brusque; la surface paraît lisse également. La consistance est ferme et la main qui a déprimé la paroi abdominale arrive sur un plan très résistant.

Il n'y a pas de matité splénique, pas de circulation veineuse abdominale apparente, sauf une veinule latérale à peine visible et d'ailleurs fréquente chez les individus normaux. Pas non plus d'ascite.

On ne perçoit pas de clapotage stomacal; la percussion limite l'estomac à un travers de doigt environ au-dessus de l'ombilic.

Depuis sept ans, mais surtout depuis son entrée à l'hôpital, la malade crache du sang; est-ce hémoptysie, est-ce saignement des gencives? Il est difficile de se prononcer ; à tel moment le sang se montrant par filets spumeux, très rouge; à tel autre presque pas mélangé aux crachats. L'auscultation de la poitrine n'a pu lever les doutes; tantôt on croyait percevoir aux deux sommets des râles sous-crépitants, tantôt des sibilances, tantôt plus rien.

Le cœur ne présente d'anormal qu'un second bruit aortique un peu claqué. Les artères sont dures, légèrement flexueuses; le pouls bat 84 fois par minute. Il n'y a pas de varices, pas d'œdème des membres inférieurs.

Depuis le début de sa maladie actuelle, et peut-être un peu avant, la malade a de fréquentes épistaxis qui se reproduisent presque chaque jour. Elles sont aujourd'hui pourtant moins abondantes.

Les urines contiennent de l'urobiline en quantité notable; quelques rares fois, on y a trouvé de l'albumine; il n'y a jamais ni sucre, ni pigments biliaires.

Le 8 avril, la malade sort, se sentant assez forte, dit-elle, pour reprendre son travail.

Elle revient le 12, très faible, sans appétit, se plaignant de vertiges et de maux de tête. Elle présente des ecchymoses disséminées sur tout le corps, dos, thorax, cuisses, jambes, avant-bras et bras. Il existe surtout deux plaques, larges comme la paume de la main, l'une à la face antérieure, l'autre à la face postérieure du bras gauche. Les jours suivants, les taches passent par toute la gamme des teintes habituelles et disparaissent alors que d'autres se montrent à des places différentes. Les épistaxis n'ont pas cessé de se montrer à intervalles variables.

Le 16 mai, il y a encore quelques ecchymoses moins nombreuses et surtout beaucoup moins étendues que les précédentes. A ce moment les épistaxis sont moins fréquentes, mais la malade crache toujours du sang et tousse, sans que l'auscultation de la poitrine permette de déceler une lésion appréciable.

Le 6 juin, les ecchymoses anciennes ayant disparu, d'autres

les ont remplacées. La malade se plaint toujours d'être très faible, d'avoir des maux de tête et des vertiges et de souffrir de l'estomac.

Depuis quelques jours elle perd du sang par la vulve, mais modérément.

Elle éprouve depuis trois jours une légère douleur dans l'hypochondre droit. Son foie, toujours très volumineux, est douloureux à la palpation et à la percussion.

Le 9 juin tout symptôme hémorrhagique a disparu et la malade, désireuse de travailler, quitte de nouveau l'hôpital malgré les observations qu'on peut lui faire.

Mais elle revient encore vers le 15, cette fois avec une métrorrhagie abondante.

Le 28 juin cette métrorrhagie a cessé. A ce moment la malade est dans un état de faiblesse extrême et sa face est d'une pâleur comparable à celle des anémiés par hémorrhagies; les lèvres et les conjonctives sont exsangues, les extrémités sont constamment froides; l'abattement est très prononcé.

Les dimensions du foie ont diminué sensiblement; la matité en hauteur ne mesure plus que 21 centimètres. Une dernière fois on pratique l'examen des urines qui contiennent toujours de l'albumine, un peu d'indican, mais ni sucre ni pigments biliaires, ni urobiline.

L'auscultation des poumons, des sommets surtout, donne les résultats suivants : sonorité conservée, inspiration un peu humée, expiration un peu prolongée, égalant l'inspiration, et sifflante pendant la toux; pas de râles, pas de retentissement de la voix et de la toux.

L'histoire de madame B... et celle de Rosalie N... ont un côté particulièrement intéressant, je veux dire ces hémorrhagies abondantes se manifestant sous diverses formes, datant chez la première de l'enfance, chez la seconde de sept années seulement. Il en sera question au chapitre de l'étiologie.

L'observation XXI apporte encore une note nouvelle,

l'albuminurie constante depuis le début de sa maladie. Il serait hors du cadre de ce travail d'entreprendre une étude détaillée des rapports réciproques des affections rénales et hépatiques; d'autant que là ne se rencontrerait peut-être pas la raison véritable de la coïncidence des deux états. M. Bouchard, qui a fréquemment observé soit l'albuminurie, soit la peptonurie chez les malades porteurs d'un gros foie, attribue ces symptômes à la fonction défectueuse de la cellule hépatique et admet une *albuminurie hépatique*, en dehors de toute lésion organique des reins, le foie étant capable de faire subir à certaines substances protéiques une modification qui les oblige à s'échapper par le rein à l'état d'albumine. Mais il a aussi constaté l'albuminurie chez les dilatés qui n'avaient pas de gros foie, dans une proportion moindre, il est vrai, que chez ceux dont le foie était congestionné, et il admet, à côté de l'albuminurie hépatique, une albuminurie dyspeptique.

Rien n'est plus légitime, et il est logique de penser que les produits de digestion anormale, qui sont pour le foie une cause de congestion et même de cirrhose, peuvent avoir aussi sur le rein une action nuisible déterminant des lésions variables, simple congestion le plus souvent, quelquefois sclérose confirmée.

Nous verrons plus loin qu'une conception plus large peut relier ensemble tous ces phénomènes et rendre solidaires, dans le domaine de l'arthritisme, les manifestations gastriques hépatiques et rénales des gens dont les artères et le tissu conjonctif sont originellement fragiles.

Voici encore, bien que résumées, deux observations de gros foie permanent chez des dyspeptiques. Elles ont été rédigées d'après les notes de M. Hanot qui, à plusieurs reprises, a pu voir les malades.

Observation XXII (Hanot) inédite.

Dyspepsie. — Pas d'alcoolisme. — Gros foie sans ictère, sans ascite, sans circulation collatérale, sans splénomégalie.

M. X..., docteur en médecine, exerçant en province, vient me voir en 1887. Il a 45 ans.

Il souffre depuis trois ans de dyspepsie gastro-intestinale avec anorexie incomplète. Les digestions sont douloureuses et suivies de diarrhée aiguë et abondante.

Depuis un an son foie est gros, mais il n'y a ni ascite, ni circulation collatérale, ni ictère, ni augmentation de volume de la rate; le foie est *très dur*. Les divers médecins qui l'ont examiné ont porté le diagnostic de *kyste hydatique*, de *cancer du foie*.

En 1887, je constate en effet un foie volumineux qui descend jusqu'à 2 travers de doigt au-dessus de l'ombilic; l'organe est *très dur*, la surface et le bord inférieur sont lisses.

Il n'y a pas de matité splénique, pas d'ascite, pas de veines abdominales, pas d'ictère.

Les urines sont tout à fait normales.

L'estomac n'est nullement dilaté.

A ce moment les troubles dyspeptiques se sont améliorés et l'état général est bon.

Depuis 1887 jusqu'en 1892, époque à laquelle j'ai cessé d'avoir de ses nouvelles, après un second examen, le foie est resté le même, bien que la dyspepsie ait disparu et que l'état général soit bon. Toujours absence de rate, d'ictère, d'ascite, de veines abdominales.

Le Dr X... a toujours été très sobre; il n'y a pas d'alcoolisme dans son histoire.

Observation XXIII (Hanot) inédite.

Dyspepsie. — Dilatation de l'estomac. — Gros foie sans ictère, sans ascite, sans circulation collatérale, sans splénomégalie. — Pas d'alcoolisme.

M. X..., âgé de 38 ans, chef de gare, vient me consulter en 1888 pour des accidents dyspeptiques dont il souffre depuis 18 mois. Les digestions sont douloureuses, mais le malade n'a jamais vomi. L'estomac est franchement dilaté. Il n'a jamais abusé d'alcool sous aucune forme.

Le foie déborde de 3 travers de doigt le rebord costal.

Pas d'ascite, pas de veines sous-cutanées abdominales, pas de matité splénique, pas d'ictère.

Les urines ne contiennent ni sucre, ni albumine.

Le malade boit peu de vin et pas d'alcool.

Je le revois en 1889. La dyspepsie a persisté depuis l'année précédente.

Le foie déborde maintenant de 6 travers de doigt.

En 1890 une nouvelle exploration me permet de constater l'état stationnaire de l'hypertrophie hépatique ; le foie est remarquablement dur.

La dyspepsie pourtant s'est améliorée, car le traitement a été dirigé dans ce sens.

En 1892, je retrouve le même volume du foie toujours sans ictère, sans ascite, sans veines abdominales, sans rate appréciable. Le foie me paraît plus dur encore qu'il y a deux ans.

L'état général est bon.

Les urines sont normales.

Les troubles dyspeptiques ont disparu.

Depuis lors, la santé du malade, dont j'ai de temps en temps des nouvelles, est excellente. Je ne sais ce qu'est devenu le volume de son foie.

Enfin voici une sixième observation, la seule, malheureusement, où un examen histologique ait pu être pratiqué. Il s'agit d'une malade que MM. Millard et Hanot ont vue à plusieurs reprises et dont l'histoire nous a été obligeamment communiquée par le Dr Springer, ancien interne des hôpitaux de Paris; nous l'avons rédigée d'après les notes détaillées qu'il nous a remises.

Observation XXIV (Millard-Springer) inédite.

Arthritisme. — Goutte. — Dyspepsie longtemps prolongée. — Gros foie sans ictère, sans splénomégalie et d'abord sans ascite et sans circulation veineuse collatérale; — vers la fin, ascite abondante, dilatation des veines abdominales. — Mort. — Autopsie : sclérose de tous les espaces portes et des espaces intertrabéculaires.

Madame C..., âgée de 53 ans, ne présente rien de particulier dans ses antécédents héréditaires. Son père, vieillard très alerte, vit encore.

Son passé pathologique n'offre que quelques accidents passagers, tels que des accès d'asthme avec emphysème, qui d'ailleurs avaient complètement disparu depuis deux ans. Quelques légères attaques de goutte, rapidement calmées, survinrent il y a quatre ans, et ne se représentèrent plus.

Le passé psychologique, dit Springer qui a longtemps et intimement connu la malade, est singulièrement chargé. L'existence de cette femme a été mouvementée et malheureuse; non point que de violents chagrins ou de subites catastrophes soient venues la frapper, mais une suite ininterrompue de contrariétés, une vie en commun pénible et difficile, avaient déterminé chez elle un état d'irritation permanente qui se manifestait particulièrement aux heures des repas; car à ce moment étaient réunis ceux qu'elle accusait d'être la cause de son malheur.

En juillet 1890, la malade paraissait en excellent état de santé, la ménopause ayant évolué sans accidents, lorsqu'elle fut prise brusquement de douleurs vives dans la région de l'hypochondre droit.

Le mode d'apparition de ces douleurs à caractère lancinant et leur siège firent penser à des coliques hépatiques.

La palpation du foie ne révélait rien d'anormal (?).

La malade alla passer au bord de la mer, dans sa famille, les mois d'août et de septembre. A son retour à Paris, elle ne souffrait pas et elle avait même un excellent appétit ; mais sa physionomie avait complètement changé et ses traits étaient amaigris. D'autre part son ventre, qui était toujours resté volumineux depuis ses quatre grossesses, paraissait plus fortement distendu qu'autrefois. On constata à ce moment un peu d'ascite.

Le foie concentra sur lui toute l'attention ; il était très volumineux. L'exploration en était facile, grâce à l'amaigrissement et à la souplesse de la paroi abdominale ; il débordait de 7 à 8 centimètres le rebord costal ; il recouvrait la région épigastrique et s'étendait même dans l'hypochondre gauche ; son bord était tranchant et on parvenait même à explorer facilement la face inférieure de l'organe. La surface était dure, lisse, sans aucune inégalité ; la consistance était uniforme.

La rate ne présentait aucune augmentation de volume.

L'estomac n'était pas dilaté.

Tous les autres organes paraissaient être indemnes.

M. le Dr Millard, qui vit alors la malade, porta d'abord le diagnostic de carcinome hépatique, mais avec quelques réserves.

Pendant tout le mois d'octobre 1890, le ventre continue à grossir, l'ascite augmente et l'exploration devient difficile.

Le 16 novembre, dans le but d'éclairer le diagnostic, on fait une première ponction qui donne 2 litres et demi de liquide. L'exploration du foie permet de le retrouver avec les mêmes dimensions et les mêmes caractères.

Bien que la malade n'ait jamais eu la syphilis, on envisage la possibilité d'une syphilis hépatique et on institue le traitement spécifique. Au bout de quinze jours de ce traitement on n'avait obtenu aucune amélioration.

Le ventre augmentant toujours de volume, des dilatations veineuses se montrant alors sur la paroi abdominale, on s'arrête au diagnostic de cirrhose (?) sans qualification. En effet, *il ne pouvait être question d'alcoolisme, la malade n'ayant jamais pris de liqueurs et n'ayant jamais bu, à ses repas, que du vin coupé d'eau. Sur ce point l'observation est formelle.*

M. Hanot, appelé en consultation, se prononça pour le diagnostic : cancer du foie.

A partir du mois de janvier 1891, la malade s'affaiblit rapidement. Cependant, les fonctions digestives étaient bonnes ; l'appétit était conservé, il n'y avait aucun dégoût pour tel ou tel aliment, les digestions étaient faciles ; la langue était normalement rosée. La diarrhée était fréquente.

Pour mentionner tout ce qui a trait aux voies digestives, il faut ajouter que, la malade ayant pris au mois d'avril quelques pilules de calomel (2 centigr. par jour) qui avaient amené une amélioration notable dans son état général, on vit rapidement survenir une stomatite mercurielle intense et très douloureuse. En second lieu, au commencement de juin, apparut du muguet qui céda vite au traitement. Enfin Springer insiste sur ce fait que l'appétit et l'intégrité de la digestion ne se sont pas démentis un seul instant et que, jusqu'au 16 juillet, c'est-à-dire quelques jours avant la mort, la malade n'a pas cessé de s'alimenter convenablement.

Cependant la diarrhée persista constamment. On ne constata jamais d'hémorrhagies intestinales.

Plusieurs ponctions ont été faites au courant de la maladie : du 16 novembre 1890 au 25 juillet 1891, on en a pratiqué 21 qui ont donné un total de 190 litres, soit une moyenne de 9 litres par ponction, les dernières étant les plus abondantes.

L'hypertrophie du foie resta stationnaire jusqu'au mois de mai 1891. A ce moment le foie sembla diminuer, se rétracter, en devenant plus dur et d'une consistance plus ferme. Cette rétraction fut très lente et peu accentuée, car au moment de la mort, c'est-à-dire deux mois et demi après, c'est à peine si le foie était remonté de deux travers de doigt.

A ce moment la matité s'étendait à la région splénique, mais il est difficile de dire si elle était due à l'hypertrophie de la rate ou au développement du lobe droit du foie. La malade se plaignait fréquemment de douleurs à ce niveau.

Dans le courant de janvier, les veines sous-cutanées abdominales se dessinèrent plus fortement ; les parois de l'abdomen devinrent le siège d'un œdème considérable qui s'amenda quelque peu sous l'influence d'une médication diurétique, mais qui ne tarda pas à augmenter et à envahir jusqu'à la fin les membres inférieurs; néanmoins, la malade se levait tous les jours pendant une heure ou deux.

Les urines étaient peu abondantes et n'ont jamais contenu ni sucre, ni albumine.

Sauf une bronchite passagère contractée le 10 avril à l'occasion d'un refroidissement, l'appareil respiratoire est toujours resté en bon état. Le cœur ne présentait aucune lésion.

M. Hanot revoit la malade peu de jours avant la fin; la longue durée de l'affection lui parut peu justifier son diagnostic de cancer du foie; il s'abstint d'en formuler un nouveau.

La malade mourut le 25 juillet 1891.

La famille ne permit pas l'autopsie; elle autorisa seulement à faire une incision pour prélever une portion du foie. Cette opération fut faite par le Dr Suchard, préparateur d'histologie au Collège de France, qui a pratiqué l'examen histologique du fragment recueilli. Voici la note qu'il a remise au Dr Springer :

Le foie seul devant, d'après les indications que j'avais reçues, être examiné, et le cadavre ne pouvant pas être ouvert méthodiquement, j'ai fait à la paroi abdominale, sur la ligne médiane et au-dessous de l'appendice xiphoïde, une incision de trois centimètres de longueur.

Le bord antérieur du foie apparut entre les deux lèvres de l'incision, et, autant que j'en pus juger en introduisant le doigt par la solution de continuité, ce bord me parut épaissi et mousse. Je constatai de la même manière que les portions de la surface du foie que je pus toucher étaient lisses et ne présentaient ni tumeurs, ni dépressions.

Les parties de l'estomac que je pus attirer près de l'incision à l'aide d'un crochet me parurent normales.

Agissant alors d'après les instructions qui m'avaient été données, j'enlevai au niveau du bord antérieur du foie un fragment de l'organe représentant un volume de 2 centimètres cubes environ.

Ce fragment était jaune, exsangue; la surface du foie formant une de ses faces était lisse. Sa consistance était presque élastique. L'ongle pénétrait dans les surfaces de section sans difficulté.

Je dois ajouter que j'ai constaté les mêmes caractères physiques sur les portions du foie que j'avais pu explorer à l'aide du doigt introduit dans la cavité abdominale par l'incision.

L'incision fut fermée à l'aide de quelques points de suture.

Le fragment enlevé fut divisé de telle sorte que quelques-unes de ses parties purent être fixées par l'acide osmique, les autres fixées par l'alcool et durcies par l'action successive de l'acide picrique, la gomme et l'alcool.

Des coupes de ces parties du foie furent ensuite pratiquées.

Celles qui provenaient des fragments durcis par l'acide picrique, la gomme et l'alcool, furent colorées au picro-carminate d'ammoniaque et montées en préparations persistantes dans la glycérine.

Examinées à l'aide d'un objectif faible, on y remarque (Pl. I, fig. 1 et 2) : 1° l'intégrité de la veine centrale du lobule ; 2° l'augmentation d'étendue des espaces portes.

A l'aide d'un objectif fort, on constate facilement que les veines centrales des lobules sont partout entourées de travées de cellules hépatiques normales ; que ces veines centrales elles-mêmes ne sont pas épaissies, et, enfin, que les capillaires sanguins sont vides de sang au voisinage de ces veines centrales.

Si, à l'aide de ce même objectif fort, on examine les espaces portes, on voit que le tissu conjonctif diffus qui entoure la veine porte et les canaux biliaires est singulièrement plus abondant qu'à l'état normal, et qu'en de certains points il envahit le lobule en s'avançant autour des canaux biliaires comprimés et en fusant, pour ainsi dire, entre les travées de cellules hépatiques.

Les veines portes des espaces portes renferment des globules rouges et des globules blancs du sang. Un grand nombre de ces derniers éléments se sont répandus par diapédèse dans le tissu conjonctif des espaces portes et sont placés entre les faisceaux du tissu conjonctif diffus de ces espaces.

Les lésions inflammatoires de ce tissu sont remarquables et

paraissent généralisées dans tous les espaces portes que j'ai examinés. Elles sont caractérisées par la présence déjà signalée de nombreux globules blancs, en même temps que par le gonflement des noyaux des cellules fixes du tissu.

Cependant, en aucun point on ne remarque d'amas de cellules embryonnaires suffisants pour former un abcès ou pour caractériser une gomme syphilitique du foie.

Dans les préparations obtenues par coupes, après fixation des tissus par l'acide osmique, examinées dans l'eau à l'aide d'un objectif fort, on constate, outre l'état normal des cellules hépatiques du centre des lobules, la surcharge graisseuse d'un certain nombre de cellules de la périphérie des lobules et la dégénérescence granulo-graisseuse de quelques cellules au voisinage des espaces portes.

La solution iodée et le violet de Paris ne montrent de dégénérescence amyloïde, ni dans les coupes pratiquées dans les fragments du foie avant l'addition d'aucun réactif fixateur, ni dans les coupes faites après durcissement des tissus par les procédés indiqués plus haut.

Ces lésions étant constatées, le diagnostic anatomique à poser est évidemment celui de cirrhose hypertrophique.

Cette cirrhose est caractérisée par des lésions chroniques (augmentation de la quantité du tissu conjonctif des espaces portes) et par des lésions aiguës (inflammation aiguë de ce tissu).

La dégénérescence graisseuse qui est la fin de la plupart des cirrhoses n'est pas encore très avancée dans le fragment du foie examiné ; mais, cependant, elle existe.

La cause de cette cirrhose hypertrophique ne paraît pas pouvoir être déterminée par l'examen d'une aussi faible portion du foie, l'état des autres organes étant inconnu.

Observation XXV (inédite).

Vers la fin de 1894, le Dr Levillain (de Nice) adressait à M. Hanot un malade porteur de la note suivante :

M. G. 52 ans... Directeur des mines de N...

A. H. — Père, sciatique ; sœur morte rachitique.

A. P. — Enfance : déformations rachitiques ; jambes arquées.

A 7 ans, opération de la pierre ; puis bonne santé générale ;

A 15 ans, jaunisse à la suite de contrariétés ;

A 26 ans, poussée de typhlite ;

A 29 ans, nouvelle poussée de jaunisse ;

A 46 ans, accès de coliques néphrétiques pendant trois jours ;

A 48 ans, démangeaisons au périnée, coliques sourdes dans le bas-ventre, ténesme vésical et expulsion de graviers.

Depuis longtemps, troubles gastriques, estomac toujours délicat ; réagissant douloureusement aux moindres contrariétés.

Depuis trois ou quatre ans surtout, ces troubles sont plus accusés (dégoût de la viande, odeurs de la cuisine désagréables et coupant l'appétit) ; aggravation progressive des phénomènes dyspeptiques (gonflement, gaz et renvois après les repas), douleur au niveau de la région gastro-hépatique, qui est sensible à la pression et présente une matité très accusée.

A côté et, probablement, de par ces troubles gastriques, développement d'un léger état neurasthénique secondaire (céphalée avec accès de céphalalgie et points hyperesthésiques constants), insomnie et amyosthénie matutinale coïncidant nettement avec les troubles gastriques, asthénie psychique, travail plus difficile, mémoire diminuée, urines à coefficient d'utilisation insuffisante avec traces de pigment biliaire.

M. G... accompagnant son fils à Royat avait essayé, avant consultation sérieuse, de suivre un léger traitement thermal ; sont survenus des troubles gastriques qui m'ont décidé à lui faire cesser ce traitement et je l'ai engagé à prendre conseil et faire examiner ses viscères abdominaux et plus particulièrement sa région gastro-hépatique.

Le Dr Hanot a vu le malade, et a constaté une augmentation considérable du volume du foie, sans ictère, sans ascite, sans circulation collatérale, sans splénomégalie, une dureté remarquable de la glande, et n'a pas hésité à porter le diagnostic de « cirrhose dyspeptique ».

Ici se trouvent réunies : la malformation congénitale (rachitisme), l'arthritisme (lithiase rénale précoce, troubles digestifs constants), la fragilité hépatique (deux poussées d'ictère sans cause bien déterminée).

Le terrain était bien préparé au développement d'une cirrhose sous l'influence des substances nocives élaborées dans son tube digestif malade.

Pour condenser en un tableau d'ensemble *les symptômes de la cirrhose non alcoolique du foie par auto-intoxication d'origine gastro-intestinale*, je reproduirai en partie la note que M. Hanot et moi avons présentée au congrès de Rome :

Chez un adulte de 35 à 55 ans, on constate, à la période d'état de la maladie, un foie volumineux débordant les fausses côtes de 4 à 8 travers de doigt, mesurant en hauteur de 20 à 25 centimètres, sur la ligne mamelonnaire. La surface en est lisse, égale, sans bosselures, ni saillies ; le bord reste facilement perceptible, quoique un peu épaissi. *L'organe est remarquablement dur ; on le dirait en bois ;* c'est le caractère le plus frappant. La palpation n'en est que peu ou pas douloureuse.

Il n'y a pas d'augmentation appréciable du volume de la rate ; il n'existe pendant longtemps pas d'ascite, pas de circulation veineuse abdominale, jamais d'ictère, mais une coloration urobilinique des téguments qui peut même manquer.

Les urines sont le plus souvent normales, elles peuvent contenir cependant de l'urobiline, et parfois de l'albumine en plus ou moins grande quantité ; nous n'y avons jamais trouvé de sucre.

Si l'on interroge les malades, on les trouve indemnes d'alcoolisme (nos observations sont formelles sur ce point) ; on ne trouve chez eux non plus ni tuberculose, ni impaludisme, ni syphilis, ni aucune cause apparente d'infection récente ou ancienne. Mais on apprend que depuis de longues années ils sont dyspeptiques, soit d'une façon constante, soit par intermittence, avec ou sans dilatation de l'estomac.

Chez les malades que nous avons pu suivre un certain temps, nous avons vu le foie augmenter progressivement de volume, l'organe n'atteignant que lentement les dimensions indiquées plus haut. Mais dès l'origine le foie avait cette même dureté ligneuse, peut-être un peu moins prononcée d'abord.

Parvenu à un certain degré d'hypertrophie, l'organe reste à peu près stationnaire et cela fort longtemps ; deux de nos malades sont en observation depuis déjà sept années.

Les troubles fonctionnels sont peu accusés. En dehors de la dyspepsie qui persiste, sauf intervention thérapeutique, on note seulement une sensation de pesanteur dans l'hypochondre droit, du tympanisme, de la constipation habituelle et une certaine lassitude qui rend le travail manuel plus pénible et plus vite fatigant.

Cependant, les malades sont sujets aussi à des accidents aigus, ordinairement passagers, et consistant en embarras gastriques pendant lesquels le foie augmente légèrement de volume, en même temps que de l'urobiline apparaît dans les urines. Ils peuvent aussi subir des poussées plus ou moins intenses de péri-hépatite qui font croire à des coliques hépatiques frustes.

La terminaison paraît se faire, si l'on en juge d'après le seul cas de mort observé, par l'exagération du processus cirrhotique et le mécanisme habituel aux scléroses du foie dites alcooliques. Il se pourrait cependant que des hémorrhagies profuses, comme celles de l'observation XX, amènent une terminaison fatale.

On peut donc dire que le pronostic *quoad vitam* d'une pareille affection est plutôt bénin, en tenant compte cependant des hémorrhagies possibles et d'une précipitation de la prolifération conjonctive. D'ailleurs un tel foie est plus accessible qu'un autre aux affections intercurrentes, et comme pour toutes les cirrhoses, le pronostic est commandé par l'état de la cellule hépatique.

Existerait-il une *cirrhose atrophique par auto-intoxication d'origine gastro-intestinale?*

Sous le titre de « Un cas de cirrhose hépatique avec hémorrhagies de veines œsophagiennes sous-muqueuses dilatées », a été publié par M. Kutreff (1) le cas suivant :

Observation XXVI (Kutreff).

Marchand, âgé de 65 ans.

Souffrait depuis bien des années d'un flux périodique du suc

(1) N. Kutreff. — *Eira*, XXXVIII, 15, p. 469-475. Analysé par A.-F. Eklund, in *Revue internationale de médecine et de chirurgie pratiques*, 25 septembre 1894.

gastrique. Hématémèses violentes, mais il avait de l'embonpoint et une constitution robuste. Dilatation du cœur. Artériosclérose légère.

Assez pâle. Ictère léger. L'abdomen bouffi. Constipation. Après quelques jours, sécheresse de la langue, sommeil mauvais, état général critique. En conséquence de grands lavages du côlon, amélioration.

Rechute. Ballonnement du ventre. L'assourdissement sur le foie (matité hépatique) beaucoup amoindri, celui de la rate non agrandi : pas de signe d'ascite.

L'urine ne contenait ni albumine, ni sucre, ni matières colorantes de la bile.

Encore une fois amélioration par le même procédé encore plus énergique. Seconde rechute des hématémèses. Frissons, fièvre légère avec des sueurs. Kutreff palpa de grandes masses de fèces solides dans la flex. sigm. Odeur sucrée, nauséabonde de la bouche. Agité et égaré; mouvements spasmodiques des bras et des jambes. Terminaison fatale.

Autopsie. — Au-dessus du cardia, l'œsophage était rempli partout de véritables varices sous-muqueuses, très considérables et un peu tortueuses. Le côlon transverse était si large qu'il occupait tout le territoire entre le pras. xyph. et l'ombilic. Pas d'ulcère de l'estomac, ni de cicatrice.

Cirrhose hépatique vulgaire *par suite de l'action de produits de décomposition nocifs du canal intestinal.* L'abus de l'alcool, la fièvre intermittente et la syphilis pouvaient être exclus comme causes étiologiques. L'état fébrile et les symptômes cérébraux étaient dus à l'auto-intoxication de la part du canal alimentaire.

Je donne cette observation sans commentaires, n'ayant pu avoir sous les yeux le travail original. Mais elle prête à bien des réflexions qu'on oserait formuler si on ne craignait de heurter de front les dogmes sacrés, et dont quelques-unes pourront être aventurées un peu plus loin, quand l'expérimentation aura montré ce que peuvent faire les produits anormaux, les acides en particulier, nés dans un tractus intestinal malade (1).

(1) Sans parler des cas de cirrhose infantile pour lesquels l'alcoolisme ne peut être invoqué et qui reconnaissent vraisemblablement pour cause l'infection, il faut penser à ces cas de cirrhose atrophique pour lesquels l'alcoolisme est vraiment hors de cause et dont l'étiologie reste ignorée. Si on voulait forcer les choses, on pourrait soupçonner l'origine gastro-intestinale pour les observations si intéressantes que Laffitte a réunies dans sa thèse, bien qu'il ne soit pas spécialement fait mention de troubles digestifs antérieurs. Mieux vaut laisser la pathogénie de ces cas dans l'incertitude que s'exposer à être soupçonné de système et de parti pris.

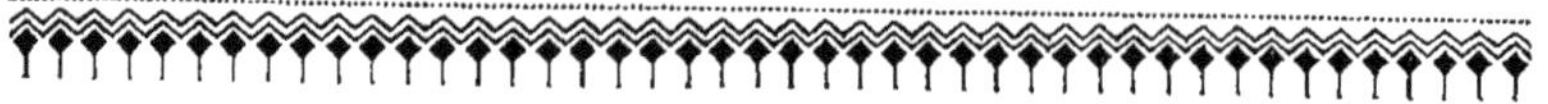

CHAPITRE IV

ÉTIOLOGIE ET PATHOGÉNIE

Ce que quelques esprits peut-être admettront avec difficulté, c'est que l'affection du foie dont on vient de voir les deux formes : congestion et cirrhose, se rattache sans conteste au mauvais état des voies digestives et trouve sa raison suffisante dans l'auto-intoxication d'origine gastro-intestinale.

La première partie de ce travail, consacrée à l'étude détaillée des poisons du tube digestif, est cependant de nature, semble-t-il, à entraîner la conviction. Pour étayer encore cette étiologie, j'invoquerai l'appui d'une expérimentation heureuse exposée dans la troisième partie. Mais il est des objections auxquelles il faut répondre.

Réfléchissez, me dira-t-on, au nombre considérable de dyspeptiques que l'on rencontre et au petit nombre de ceux dont le foie est malade. Réfléchissez aussi que les poisons dont vous parlez sont, à peu de chose près, en égale quantité pour tout le monde, et que le foie, moyennant un supplément peu fatigant d'activité, peut les transformer et les détruire; enfin, vous n'avez que sept observations de cette prétendue cirrhose et une seule autopsie, et encore incomplète.

Je répéterai d'abord qu'on n'a pas suffisamment recherché et qu'on ne recherche pas assez encore l'état du foie dans les gastropathies et que les statistiques ultérieures, en tenant compte de cette donnée et en n'acceptant pas seulement comme susceptibles de fabriquer des poisons gastro-intestinaux ceux dont l'estomac est manifestement dilaté, montreront une proportion beaucoup plus grande de foies au moins congestionnés chez les dyspeptiques.

Je dirai ensuite que, si nous connaissons plus ou moins bien la liste des poisons qui peuvent prendre naissance dans le tube digestif, nous ignorons à peu près complètement en quelle quantité ils se produisent, et surtout nous ne sommes que très imparfaitement renseignés sur leur valeur nocive vis-à-vis du foie. C'est là un coefficient qu'il est à peu près impossible de déterminer, surtout si l'on veut bien tenir compte du facteur principal, l'individu qui subit l'auto-intoxication.

Comme pour l'infection, la question de terrain prime ici toute condition pathogénique. Il faut convenir que chacun de nous a une façon personnelle de supporter les atteintes des poisons autochtones, et que tant les cellules hépatiques que les vaisseaux du foie ont à leur égard une susceptibilité plus ou moins grande. Ne voit-on pas tel ou tel aliment être bien supporté par un estomac, qui déterminera dans un autre une indigestion, une véritable intoxication même ? Un exemple que j'emprunte à Chomel traduit la réalité de ce fait d'observation vulgaire :

« ... Les viandes faisandées, si recherchées des gastronomes, celles même qui n'ont qu'un léger goût d'*évent*, deviennent pour quelques personnes un aliment toxique. L'ingestion de ces dernières est promptement suivie de l'expulsion de matières fécales d'une excessive fétidité rappelant celle des viandes putréfiées, et qui présentent cela de remarquable que leur quantité égale à peu près celle de l'aliment toxique ingéré. Les autres aliments pris au même repas sont conservés et bien digérés ; et souvent la selle qui a lieu le lendemain est tout à fait normale (1). » A côté de cela, bon nombre de personnes ingèrent sans en être incommodées n'importe quel gibier, même plusieurs jours de suite ou d'une façon habituelle. C'est là ce que longtemps on a appelé l'*idiosyncrasie*.

Ce qui se passe pour l'estomac ou l'intestin peut également se passer pour le foie ; et de même que le tube gastro-intestinal montre une plus ou moins grande susceptibilité, de même le foie peut se montrer, vis-à-vis des poisons que lui apporte la veine afférente, plus ou moins délicat, plus ou moins vulnérable ; il est probable que la cellule hépatique, dont une des fonctions est de transformer les poisons, apporte à ce travail une plus ou moins grande capacité, une plus

(1) Chomel, *Des dyspepsies*. 1857, p. 30.

ou moins grande efficacité. Tel foie ne transforme pas tel ou tel poison, tel autre « n'en craint aucun ». Ainsi y a-t-il des estomacs que le moindre écart de régime rend inaptes à la fonction digestive, tel autre qui « digérerait des pierres ».

Donc, à supposer que toutes les dyspepsies se ressemblent, que dans toutes on retrouve les mêmes produits de digestion anormale, que dans tout intestin une même somme de fermentation et de toxines microbiennes puisse être constatée, il n'en restera pas moins vrai que ce chiffre *x* de produits anormaux irritants et toxiques trouvera un foie de résistance vasculaire, de fonction cellulaire absolument différente selon les individus.

La question, très générale d'ailleurs, se trouve ici serrée de plus près. Existe-t-il une raison de cette *idiosyncrasie hépatique?* Oui, certes, et je dirai même qu'elle est plus facile à trouver que celle de l'idiosyncrasie gastro-intestinale. On pourrait incriminer, comme pour celle-ci, un moindre équilibre du système nerveux, une innervation plus ou moins défectueuse de l'organe, comme on invoque pour l'estomac des réflexes trop faciles à mettre en jeu par tels ou tels ingesta. Il pourrait en effet exister une *dyshépatie nerveuse* comme il existe une *dyspepsie nerveuse*, et à côté de l'*imbecillitas ventriculi*, l'*imbecillitas jecoris*. Je crois, avec mon maître Hanot, que la cause est plus profonde, plus organique si l'on peut dire, surtout quand il s'agit de cette vulnérabilité spéciale de la partie conjonctivo-vasculaire de l'organe, et qu'on peut hardiment invoquer ici l'*arthritisme.*

Dans une leçon très savante et très remarquée, M. Hanot (1) s'attachait à faire ressortir l'importance de la prédisposition dans la production des cirrhoses hépatiques en général, qu'il définit « une affection préparée par l'arthritisme, déterminée par l'intoxication et terminée par une infection : une diathèse facilitant une intoxication, une intoxication facilitant une infection finale ». En fait, dans *toutes* les cirrhoses naissantes ou confirmées qui sont passées dans le service de M. Hanot pendant l'année 1893 — un peu plus d'une douzaine, en ne comptant que les cirrhoses dites alcooliques — nous avons retrouvé l'arthritisme comme cause prédisposante. On peut lire ces observations détaillées dans l'excellente thèse du Dr A. Le Roux (2) qui a brillamment développé les idées de notre maître à ce point de vue.

Des sept observations de cirrhose que je présente, cinq seulement relatent les antécédents héréditaires et personnels des malades, et toutes quatre portent en tête le mot « arthritisme ». Le père de la première malade (obs. XIX) a été dyspeptique pendant trente ans ; sa mère a toujours souffert de l'estomac et a eu une maladie de foie. Des 15 enfants qu'ils ont eus, 5 sont morts en bas âge, un autre d'une maladie d'estomac, un autre d'angine de poitrine ; la malade

(1) Hanot, *Considérations générales sur la cirrhose alcoolique. Semaine médicale.* 1893, p. 209.

(2) A. Le Roux, *Contrib. à l'étude de la cirrhose hépatique alcoolique. Prédisposition et précirrhose.* Thèse de Paris. 1894.

elle-même, très nerveuse, est dyspeptique depuis de longues années et a des cheveux blancs et des hémorrhoïdes. Sa sœur a eu très souvent des épistaxis et a souffert de fréquentes migraines. Le fils de la malade avait des cheveux blancs à vingt ans et souffre aussi de l'estomac.

La seconde femme (obs. XX) est issue de père obèse et diabétique ; elle-même, très nerveuse, est hémophile ainsi qu'un de ses frères ; elle est dyspeptique depuis son enfance.

La troisième (obs. XXI) n'a pour ainsi dire pas d'histoire ; c'est la seule malade d'hôpital que nous ayons observée. Cependant elle est obèse, emphysémateuse, et a depuis quelques années des cheveux blancs.

La quatrième (obs. XXIV) était goutteuse, emphysémateuse et asthmatique.

Dans l'observation de Levillain (obs. XXV) l'arthritisme se traduit par de la lithiase rénale précoce et des troubles digestifs constants. Enfin dans l'observation de Kutreff (obs. XXVI) le malade est un obèse et un artério-scléreux.

Je ne parle pas des deux observations de congestion du foie que j'ai données ; là aussi l'arthritisme est à la clef de ces manifestations morbides.

Que faut-il entendre par *arthritisme* et quel rapport cet état constitutionnel a-t-il avec les cirrhoses hépatiques, et d'une façon plus large avec les processus scléreux en général ? Je ne veux point aborder cette large et grave question que M. Hanot et son élève Le Roux ont étudiée avec tous les développements qu'elle comporte; je citerai seulement, puisque tout le monde est aujourd'hui d'accord sur les manifestations de ce « tempérament morbide » (Bouchard), la définition de mon maître :

« L'arthritisme est un état constitutionnel caractérisé, entre autres éléments constitutifs, par une viciation ordinairement congénitale et héréditaire de la nutrition du tissu conjonctif et de ses dérivés, qui deviennent des tissus de moindre résistance. » M. Hanot ajoute : « Ces malformations congénitales de tout un système abondent en pathologie générale : débilité congénitale du système cardio-vasculaire des chlorotiques, du système nerveux chez les hystériques et les dégénérés, de l'appareil pulmonaire (emphysème constitutionnel et malformations thoraciques) chez les prédisposés à la tuberculose, etc. » Se plaçant au point de vue morphologique, M. Hanot admet très logiquement chez l'embryon un vice dans la constitution du feuillet moyen du blastoderme, origine du tissu conjonctif et de ses dérivés. Cette altération peut se rencontrer en dehors de l'hérédité, par simple *congénialité*, des enfants arthritiques naissant de parents indemnes de la diathèse, mais physiologiquement débilités par l'infection ou l'intoxication : saturnisme, alcoolisme, morphinomanie, tuberculose, syphilis, etc., autant de causes influant sur le développement de l'embryon (1), l'arrêtant soit dans son

(1) Voir les expériences pleines d'intérêt que M. Féré a communiquées cette année même à la *Société de biologie* sur la production de malformations de l'embryon de poulet par introduction dans l'œuf de substances toxiques chimiques et de toxines.

évolution totale, soit dans celle d'une de ses parties ; frappant tantôt le feuillet externe dont la malformation se révélera par les plus grands troubles du système nerveux, tantôt le feuillet moyen, et donnant ainsi naissance à des arthritiques (Le Roux).

« Au point de vue fonctionnel et anatomo-pathologique, dit encore M. Hanot, l'arthritisme se caractérise par la vulnérabilité plus grande du tissu conjonctif avec tendance à l'hyperplasie, à la transformation fibreuse, à la rétraction fibreuse. »

On trouve la même idée exprimée presque dans les mêmes termes dans une brochure du Dr Cazalis (1) : « Il existe chez les arthritiques une prédisposition du tissu conjonctif, par suite de quelque vice, sans doute, de quelque déchéance originels, à une irritabilité spéciale qui fait de lui dans l'organisme un lieu de moindre résistance, ou un lieu d'élection pour les maladies de l'arthritisme, d'où, chez ces malades, les inflammations si fréquentes et les proliférations de ce tissu... La question de l'arthritisme serait donc avant tout une question de morphologie, et l'on comprendra aisément ainsi l'hérédité de la diathèse. »

Fort de ces données, on peut comprendre pourquoi seuls les arthritiques font de la cirrhose. En effet, il est permis de supposer que chez les arthritiques le tissu conjonctif du foie, comme les parois vasculaires veineuses, seront plus vivement et profondément modifiées par les substances irritantes qui laisseraient

(1) A. Cazalis (d'Aix-les-Bains), *Hygiène et régime des arthritiques.* Paris, 1891.

chez d'autres l'organe intact. « Il n'est pas, dit Cazalis, de maladie sans une prédisposition de l'organe à la maladie qui l'affecte. Tous les alcooliques, tous les syphilitiques n'ont pas de sclérose du foie ou de la moelle, et nous croyons que chez beaucoup de ces sclérosés on trouverait donc l'arthritisme si on pensait à le rechercher. »

Le Roux fait très judicieusement remarquer que souvent l'individu qui devient cirrhotique présente le minimum de signes d'arthritisme, de même aussi qu'il présente le minimum de signes d'alcoolisme. Il semble que la diathèse, de même que l'intoxication, ait eu pour le foie une prédilection, dédaignant d'atteindre les autres parties de l'organisme.

A l'appui de cette conception pathogénique des cirrhoses du foie, je rappellerai la communication récente de M. le professeur Verneuil à l'Académie de médecine (1). Cet esprit éminent a été frappé du rapport qui existe entre l'arthritisme, la fragilité des artères et les maladies du foie. Il est vrai qu'il interprète autrement les relations de ces états morbides et qu'il donne à l'*hépatisme* le rôle prépondérant dans la production des hémorrhagies, même des épistaxis de l'enfance et de la jeunesse. C'est la doctrine que M. Glénard, de Lyon, a ressuscitée du mémoire enthousiaste de Poucel. « La lésion hépatique, dit cet auteur (p. 14), est cause de l'arthritis. » Et plus loin (p. 104) : « Étant admis, d'après nous, que la congestion du foie est tantôt la *cause* et tantôt la *condition de toute maladie*,

(1) VERNEUIL, *Acad. de médecine*. Séance du 29 mai 1894.

il importerait de dire s'il existe un rapport constant entre l'état de ce viscère et l'état diathésique qui fait les prédispositions morbides. Ce rapport n'est pas douteux, et nous avons fait observer d'une manière générale que l'augmentation maximum du volume du foie correspond au rhumatisme, à la goutte, à la lithiase, au diabète, et que sa réduction se fait pendant la période consomptive de ces divers états. Ajoutons qu'*on meurt de consomption arthritique tout comme on meurt de consomption scrofuleuse.* » C'est, il me semble, prendre l'effet pour la cause.

Peu importe. Je rappelle seulement que deux de mes malades (obs. XX et XXI) ont une tendance aux hémorrhagies, l'une depuis son enfance, et cela en même temps que son frère, l'autre trois ans avant la maladie confirmée de son foie. Cette question des hémorrhagies dans la cirrhose est traitée par un autre élève de M. Hanot, le Dr Octave Bossu, dont la thèse va paraître en même temps que la mienne et où on retrouvera mes deux observations.

Dans un mémoire sur « l'étiologie des cirrhoses vasculaires du foie », le Dr Kabanoff (1), médecin de la clinique du professeur Ostrooumoff, de Moscou, fait la synthèse de tous les processus scléreux qu'il a rencontrés chez quatorze cirrhotiques : sclérose de la peau, des poumons, du myocarde, de l'endocarde, des vaisseaux, du rein, du péritoine, de la plèvre, du canal gastro-intestinal ; il signale aussi

(1) N. Kabanoff, *Archives générales de médecine*, février et mars 1895.

les épistaxis et les pertes hémorrhoïdales se manifestant bien avant la cirrhose du foie. Pour lui, cette cirrhose ne saurait être considérée comme une maladie indépendante et autonome, comme une entité morbide, mais comme une part de la maladie de tout l'organisme. Il invoque la prédisposition héréditaire ou congénitale, la plupart de ses malades présentant quelque tare ou malformation qui en font de véritables dégénérés. Quelques passages méritent d'être cités :

« Il faut, pour qu'une maladie naisse du fait des agents extérieurs, que ceux-ci frappent avec une grande intensité (poisons violents, traumatismes, etc.). Il est donc nécessaire qu'autre chose facilite l'action extérieure, et cette autre chose c'est la *prédisposition* des organes ou de l'organisme, c'est ce qu'on peut appeler les moments étiologiques extérieurs : c'est l'*étiologie interne*.

« Il est certain que nous ne savons relativement que peu de chose encore sur le fonctionnement du foie, beaucoup moins que pour d'autres organes ; aussi ne pouvons-nous juger que très insuffisamment des petites déviations de son activité vitale ; encore moins pouvons-nous être fixés sur les déviations minimes qu'il a pu présenter dans le passé des malades, variations et changements qui déterminent précisément par eux-mêmes la prédisposition, la réceptivité favorisant l'éclosion de la maladie constatée.

« Il faut d'ailleurs considérer que la prédisposition porte rarement sur un seul organe, tous les autres restant absolument sains. Ordinairement, c'est l'organisme entier qui est en état de plus ou moins grande vulnérabilité : l'activité vitale s'y trouve partout ralentie, les échanges y sont modifiés et dérangés. Cependant tous les organes ne participent pas à ces troubles dans les mêmes proportions; tel ou tel organe peut présenter à un haut degré cette prédisposition, tel autre s'en ressentir à peine. Il est facile de constater, en effet, que rarement un seul organe est malade; dans le cas particulier, il est extrêmement rare, chez un cirrhotique, de ne trouver malade que le foie ; plusieurs autres organes participent ordinairement plus ou moins à l'état pathologique.

« .... Dans aucun cas, la cirrhose du foie ne nous apparaît comme une maladie indépendante et individualisée, mais tout simplement comme une part de la maladie de tout l'organisme et constitue, pour ainsi dire, un symptôme compliqué, un syndrome dans la maladie générale. »

Ailleurs M. Kabanoff conclut :

« 1° Plus la faiblesse d'organisation (héréditaire ou congénitale est fortement exprimée, plus est profond le degré de dégénérescence, plus tôt commencent les troubles pathologiques et plus ils sont considérables ; et sur un pareil terrain, une étiologie insuffisante pourra provoquer des lésions graves ; le minimum de moments étiologiques suffira.

« 2° Avec une faiblesse congénitale considérable de la part du foie, faiblesse qui dans la plupart des cas, si ce n'est dans tous, coïncide avec la faiblesse plus ou moins grande de tout l'organisme, le processus cirrhotique peut être provoqué par tout moment étiologique extérieur, même parfois d'intensité nulle. »

Ainsi donc il s'agit par-dessus tout, dans le rôle que l'arthritisme joue dans la pathogénie des cirrhoses, de la fragilité native des vaisseaux du foie. Les autres vaisseaux ne sont pas indemnes, et l'athérome est monnaie d'arthritisme. Le rein n'échappe pas à la sclérose vasculaire qui se développe quelquefois sans influence appréciable; à plus forte raison si un foie malade laisse arriver jusqu'à lui des produits irritants, soit qu'il ne les ait pas retenus ou transformés, soit qu'il en ait élaboré lui-même, sa fonction étant pervertie. On comprend dès lors que la lésion des deux organes soit connexe et que l'état pathologique de l'un retentisse fatalement sur l'autre.

J'ai déjà parlé du nervosisme de deux de mes malades (obs. XVIII et XIX). Cette constatation montrerait encore, s'il en était besoin, le lien étroit qui unit la malformation de la cellule nerveuse à celle de la cellule vasculo-conjonctive, ce que Charcot a heureusement exprimé par le mot de *neuro-arthritisme.*

CHAPITRE V

ANATOMIE PATHOLOGIQUE DE LA CIRRHOSE DYSPEPTIQUE. SA PLACE DANS LE CADRE DES CIRRHOSES DU FOIE.

On a vu dans l'observation XXIV l'examen histologique pratiqué par M. Suchard. J'ai pu avoir, grâce à son obligeance, un fragment de ce foie et y pratiquer des coupes que j'ai diversement colorées par les réactifs habituels, picro-carmin, hématoxyline et éosine. J'ai fait les mêmes constatations que M. Suchard, mais j'insisterai cependant ici sur quelques points. (Pl. I, fig. 1 et 2.)

La sclérose des espaces porto-biliaires est généralisée ; elle n'a pas tendance à former de très larges placards ; elle se contente d'épaissir parfois très notablement l'espace conjonctif, et ne fait que passer, pour ainsi dire, car elle a hâte d'envahir l'intérieur du lobule. Les bords en effet de ces plaques portales, loin d'être nettement limités par des cellules hépatiques, normalement disposées, sont sinueux, déchiquetés et envoient à l'intérieur des lobules un très grand nombre de ramifications. Si dans quelques espaces portes la forme triangulaire classique est conservée, dans la plupart elle est méconnaissable à cause de l'insertion sur ses bords des nombreux tractus conjonctifs intra-lobulaires.

Assez fréquemment on rencontre sur les coupes des traînées fibreuses qui unissent entre eux deux ou même plusieurs espaces portes ; sur quelques points, des lobules sont ainsi presque entièrement circonscrits par un anneau conjonctif.

On n'observe pour ainsi dire pas, dans ces espaces portes, de néoformation canaliculaire. Dans quelques-uns le processus scléreux est tel que la lumière de la veine porte a complètement disparu par endartérite.

Cette endartérite se poursuit sur les capillaires portes, de telle façon que, non seulement des tractus fibreux pénètrent, assez épais parfois, entre les rangées de cellules hépatiques, mais que la péricapillarite ne laisse plus se toucher les travées cellulaires.

Celles-ci, quoique suffisamment respectées dans leur ordination, sont dissociées et souvent même sinueuses et contournées. Cette disposition ne va pas jusqu'à la disposition en tourbillon que l'on observe dans certaines formes de sclérose syphilitique.

Au voisinage des espaces portes, on rencontre des groupes cellulaires complètement englobés par le tissu fibreux.

La veine centrale du lobule, indemne dans plusieurs de ceux-ci, se montre au contraire dans certains autres notablement épaissie ; de même que pour l'espace porte, on voit partir de son contour et sur certains points seulement, des traînées de tissu conjonctif diffus qui s'insinuent entre les cellules aussi bien dans le sens du rayon du lobule qu'en interrompant les travées cellulaires.

De sorte que, dans certains lobules, il y a véritablement, de par le consensus de la sclérose biveineuse, une véritable cirrhose monocellulaire.

La dégénérescence graisseuse des cellules est vraiment peu de chose. Elle s'observe plus marquée à la périphérie de certains lobules, contre les espaces portes, de façon à rappeler ce que Sabourin a décrit sous le nom de cirrhose nodulaire graisseuse; mais dans beaucoup de lobules les cellules sont indemnes.

En résumé, il s'agit d'une *hépatite interstitielle diffuse généralisée à tendance monocellulaire.*

Au point de vue macroscopique, nous savons seulement que le foie était gros, lisse et élastique.

On est frappé de l'analogie que présentent de pareilles altérations avec celles du foie de certains tuberculeux alcooliques qu'on a décrites sous le nom de *cirrhose hypertrophique graisseuse*. Il ne manque ici que la stéatose plus généralisée. Telle a été la réflexion de M. Sabourin qui a bien voulu venir examiner mes préparations.

J'emprunte à la thèse de Bouygues la description histologique de cette cirrhose étudiée d'abord simultanément par Hutinel et Sabourin, puis par Gilson, Bellangé, Hanot et Lauth, etc. :

« Le tissu est parsemé de bandes fibreuses irrégulières décrivant un trajet arrondi et paraissant former des anneaux complets. Quelquefois il se forme une véritable cirrhose annulaire, mais le plus souvent les anneaux sont incomplets et se terminent en irradiant dans l'intervalle des cellules hépatiques.

« La sclérose présente son maximum d'épaisseur au niveau des espaces portes, c'est là qu'elle semble avoir débuté, et en nous reportant aux formes que nous avons étudiées, et où la lésion était au début, nous voyons que c'est là qu'on trouve les premières traces de l'inflammation.

« De l'espace porte, la sclérose rayonne en divers sens, procédant par grandes bandes conjonctives ou tractus irréguliers qui tendent à se réunir entre eux, et à rejoindre les veines sus-hépatiques.

« Elle divise ainsi le foie en un grand nombre d'anneaux irréguliers comprenant non pas un lobule entier, mais des portions de lobules, parfois les fragments accolés de deux lobules voisins. Du reste, on note une certaine irrégularité dans cette distribution, et à côté d'un îlot où les cellules sont peu dissociées par le tissu de nouvelle formation, on en voit d'autres dont les éléments sont complètement désagrégés.

« Les bords des bandes scléreuses ne sont pas nettement tranchés, comme dans les cirrhoses annulaires systématiques. On en voit partir des tractus scléreux qui pénètrent dans l'intervalle des cellules voisines et les séparent.

« Ces tractus se confondent avec les parois des capillaires intra-lobulaires qu'ils épaississent, et pénètrent quelquefois très profondément dans l'intérieur du lobule. Si la cirrhose est ancienne, les rangées cellulaires peuvent être presque complètement désagrégées, de façon à donner au foie l'aspect d'une cirrhose monocellulaire. Le processus scléreux présente dans ces cas une tendance à la diffusion qui paraît être une de ses principales caractéristiques. »

La comparaison de ces deux formes anatomo-pathologiques invite, il me semble, à un rapprochement pathogénique. L'idée ne se présente-t-elle pas naturellement à l'esprit que la cirrhose hypertrophique des tuberculeux pourrait aussi se réclamer de l'auto-intoxication d'origine gastro-intestinale ?

Tout en reconnaissant que la tuberculose, qu'elle soit effectivement représentée dans le foie par le bacille de Koch ou que sa toxine seule y passe, peut avoir une action sclérogène (l'hépatite nodulaire suffirait à le prouver), tout en admettant que l'alcool, même lointain dans les antécédents du malade, facilite cette action sclérosante ou ait lui-même une part dans le processus, il faut songer que l'estomac et l'intestin du tuberculeux sont rarement indemnes de lésion. Il en a été parlé plus haut dans la première partie. Les crachats déglutis ne contiennent pas, en fait de microbes, que le bacille de Koch, et, en fait de produits chimiques ou bactériens, que de la tuberculine. Il y a souvent de la gastrite muqueuse, de la dilatation stomacale, de la stase alimentaire, et par conséquent des fermentations anormales. Sur un organisme débilité comme celui d'un phthisique avancé, les irritations toxiques sont plus efficaces, et peut-être une part revient-elle dans cette sclérose diffuse aux poisons d'origine gastro-intestinale résorbés par la veine porte.

Un pareil foie ne se rencontre pas seulement chez les tuberculeux, me disait M. Sabourin, mais aussi chez un grand nombre de cachectiques, cancéreux ou autres, et ceux-là aussi ont un tube digestif tout préparé pour les fermentations anormales.

Je n'insisterai pas sur cette façon d'envisager les choses. Il faudrait, pour parler avec assurance, apporter une série d'observations de tuberculeux où fût étudié avec soin l'état des voies digestives, et d'après lesquelles on pourrait établir une relation évidente entre les altérations du tube gastro-intestinal et la sclérose du foie. Ce que je viens de dire n'apparaît que comme un corollaire de ma thèse, et je serais heureux que quelque autre entreprenne d'éclaircir ce point contingent de l'histoire de la tuberculose hépatique.

Je répéterai d'ailleurs ce que j'ai dit en commençant. Je ne me suis occupé ici que d'une des formes cliniques et anatomo-pathologiques de la cirrhose dyspeptique. Peut-être en existe-t-il d'autres, comme pourrait le faire croire l'observation de Kutreff rapportée plus haut (obs. XXVI). Qu'on prenne donc celle-ci comme une pierre d'attente sur laquelle on pourra édifier soit des variantes de ce type, soit des formes nouvelles.

TROISIÈME PARTIE

EXPÉRIMENTATION

EXPÉRIENCES ANTÉRIEURES

L'espoir si souvent déçu de réaliser chez les animaux les maladies observées chez l'homme a, depuis quarante ans, poussé les médecins dans la voie de la pathologie expérimentale. Mais, en raison de la complexité de l'acte morbide, ces tentatives n'ont abouti qu'à des approximations ou des ressemblances, et seulement dans des cas trop peu nombreux. Les conditions matérielles défectueuses que rencontre tout expérimentateur, l'impropriété des sujets dont forcément il dispose, le choix et la séparation qu'il est obligé de faire dans les causes pathogènes, expliquent assez l'insuffisance des résultats obtenus. Ce n'est pas une raison pour renoncer à des tentatives de ce genre qui peuvent du moins, si elles ne réalisent pas exactement nos desiderata, apporter quelque lumière aux questions étudiées et permettre de comprendre la genèse obscure de nos maladies. *Comprendre*, c'est en somme tout ce que nous voulons; *entrevoir*, c'est déjà beaucoup.

Les affections du foie et en particulier le processus cirrhotique ont déjà tenté la curiosité de plusieurs. Et puisque l'alcool paraissait en être la cause principale, c'est sur l'alcool qu'on a surtout expérimenté. Je n'entrerai pas dans le détail des travaux de Dahlstrom, de Ruge, de Duchek, de Lallemand, Perrin et Duroy, de Kremiansky, de Magnan, de Pupier, de Dujardin-Beaumetz et Audigé, de Strassmann, de de Grandmaison, qui n'ont obtenu dans le foie de leurs animaux que des lésions cellulaires, en particulier la stéatose. Ce serait inutilement répéter un historique déjà fait à l'occasion de chaque expérimentation nouvelle.

Les résultats de MM. Straus et Blocq ont été plus satisfaisants : ils ont obtenu dans les espaces portes, autour des vaisseaux sanguins et biliaires, une infiltration de cellules embryonnaires bien marquée, surtout au niveau des rameaux de dernier ordre ; mais les lésions n'ont pas dépassé la phase initiale, embryonnaire, de la cirrhose, que ces auteurs qualifient d'annulaire, périlobulaire et monolobulaire.

Plus récemment Rechter a repris ces expériences et a obtenu chez le lapin une cirrhose péri-sus-hépatique.

On trouvera dans la thèse de Laffitte l'étude et la critique de tous ces travaux.

Ce dernier auteur a expérimenté consciencieusement sur 34 lapins auxquels il a, pendant un laps de temps variant de 4 jours à 15 mois, fait absorber du vin, de l'alcool, de l'absinthe; or, ces animaux ont présenté des lésions du foie qui n'ont aucune ressemblance avec la cirrhose atrophique dite aussi alcoolique. L'alcool a porté son influence toxique uniquement sur les cellules hépatiques qui finissent par disparaître presque complètement et ne sont plus représentées que par de minces filaments protoplasmiques mal colorés et disposés en réseau; le noyau a disparu, les capillaires énormément dilatés correspondent à l'aire de ce réseau. Cette altération ultime évolue par îlots qui apparaissent sur les coupes sous forme de taches incolores. La production de ces îlots de nécrose paraît commandée par la présence d'hémorrhagies interstitielles.

Le stroma conjonctif du foie est intact d'ordinaire; dans quelques cas exceptionnels on voit quelques noyaux embryonnaires de plus qu'à l'état normal; mais cette irritation légère paraît en rapport avec des lésions profondes de la muqueuse gastrique.

En effet Laffitte a constaté chez ses animaux, comme d'ailleurs l'avaient déjà noté MM. Straus et Blocq, une lésion constante : l'hypertrophie de la paroi gastrique, et une muqueuse épaissie, congestionnée, avec ou sans hémorrhagies punctiformes, avec ou sans petites ulcérations superficielles. Laffitte est convaincu que, dans la pathogénie des cirrhoses du foie, il faut faire une part importante aux altérations du tube digestif. « L'état de l'estomac et de l'intestin devra, dit-il, être noté avec soin dans tous les cas d'atrophie scléreuse de la glande hépatique. Les irritations aiguës ou chroniques de la muqueuse digestive, en ouvrant la voie aux microorganismes en contact avec elle ou aux poisons issus de ces bactéries, peuvent retentir sur le foie et y provoquer une inflammation durable des espaces périlobulaires. »

En dehors de l'alcool, peu de substances ont été expérimentées surtout par la voie digestive. L'injection directe dans la veine porte a plus souvent été pratiquée. M. Bouchard a montré que le *naphtol*, en solution dans de l'eau alcoolisée, détermine, lorsqu'on pousse cette substance dans la veine porte, une sclérose des plus manifestes accompagnée d'une dégénérescence graisseuse des organites.

En injectant de l'urate de soude, de l'acide lactique dans les vaisseaux, M. Charrin a réussi à faire naître des modifications portant surtout et d'abord sur les éléments nobles. « Comme Pavone, dit-il, j'ai obtenu des résultats analogues, quoique péniblement, en employant des toxines bactériennes. »

Je ne parle pas des angiocholites et péri-angiocholites obtenues par l'introduction de cultures microbiennes dans les voies biliaires (Hanot, Gilbert et Dominici, etc.). Elles ressortissent à l'étude du foie infectieux.

Quant à la tuberculine, il ne paraît pas, d'après les résultats constatés chez les malades traités par le remède de Koch pendant des semaines et des mois, à doses croissantes, qu'elle ait pour le foie des propriétés sclérogènes. Les cobayes que Koch a inoculés avec la tuberculine ne présentaient non plus aucune tendance à la cirrhose hépatique.

EXPÉRIENCES PERSONNELLES

J'ai surtout choisi, pour les expérimenter, les substances que, parmi les poisons du tube digestif, les auteurs avaient le plus tendance à croire nocives, et celles qui, par leurs propriétés physiques mêmes, paraissaient susceptibles d'exercer une action irritante ou toxique sur le foie. C'est ainsi que j'ai fait absorber à des lapins les acides butyrique, lactique, valérianique, acétique, oléique, palmitique, stéarique, margarique, oxalique, de l'aldéhyde, de l'acétone, du poivre (réputé capable de produire la cirrhose), des cultures vivantes de *Bacterium coli commune* de divers âges et d'ensemencements variés, des toxines de ce microbe préparées avec des cultures récentes ou plus ou moins anciennes, enfin de l'extrait de fèces.

Comme sujet d'expérimentation j'ai choisi le lapin, d'un maniement commode, dont on peut loger un assez grand nombre dans un laboratoire, et qui fait volontiers de la sclérose du foie sous des influences déjà connues (psorospermose, infections biliaires, etc.); de plus c'est surtout cet animal qui a déjà servi aux expériences avec l'alcool.

Les lapins, occupant chacun une cage séparée et soigneusement tenue, étaient logés dans une salle attenant au laboratoire, assez spacieuse, bien aérée, bien éclairée et chauffée l'hiver. Leur nourriture ordinaire a consisté en choux, carottes, pommes de terre, salade, etc.

Chaque animal recevait tous les matins, dans une boîte de Petri sans couvercle ou dans un petit cristallisoir, une ration de son imbibé de la substance expérimentée.

Les substances solides (acides gras) étaient dissoutes dans l'éther, on arrosait le son avec le mélange et on laissait évaporer l'éther ; le poivre, moulu tous les matins, était mélangé au son. L'animal ne recevait d'autre nourriture que quand il avait complètement absorbé ce premier déjeuner.

Les lapins ont accepté sans difficulté la plupart de ces substances. L'acide valérianique, dont l'odeur est si pénétrante et si désagréable, était cependant absorbé au bout de peu de jours. L'acide acétique est le corps qu'il a été le plus difficile de faire absorber aux animaux. Deux cependant se sont résignés à manger le son imbibé de cette substance.

Dans aucun cas la sonde gastrique n'a été employée, car, comme le dit Laffitte, on peut facilement faire fausse route et envoyer le liquide dans la trachée ; chose plus grave, on détermine ainsi des lésions gastriques pour ainsi dire traumatiques, ce qu'il fallait éviter avant tout.

Les lapins ont été pesés au moment de la mise en expérience et ensuite toutes les semaines.

Ces expériences ont porté sur 60 lapins environ.

Mais un certain nombre sont morts de tuberculose ou ont refusé d'absorber le son imbibé de telle ou telle substance. 43 ont donné les résultats consignés ici.

Les animaux ont été divisés en deux séries. La première absorbait la substance expérimentée sans addition d'aucun autre produit ; la seconde, cette même substance avec 10 ou 20 centimètres cubes d'alcool à 95°.

Quelques-unes de ces expériences ont duré plus d'un an.

1° SUBSTANCES CHIMIQUES

EXPÉRIENCE I. — ACIDE BUTYRIQUE SEUL. — *Durée : 2 mois, 28 jours.*

Lapin de 1960 grammes, bien portant, absorbe tous les jours, à partir du 4 mai 1893, $0^{gr},50$ d'acide butyrique dont on arrose du son.

Le 9 mai, il n'a plus d'appétit et il ne pèse plus déjà que 1785 grammes.

Le 16 mai, il mange un peu mieux ; il pèse 1710 grammes.

Le 24 mai, il mange tout à fait bien, mais il continue à maigrir : 1580 grammes. Il est craintif, retiré dans le fond de sa cage.

Le 1er juin, les urines recueillies à la sonde, sont alcalines, troubles ; au microscope on voit quelques globules blancs. — Elles contiennent une petite quantité d'albumine. — Pas d'urobiline.

Le 14 juin, il ne pèse plus que 1365 grammes. Les urines sont normales. Néanmoins il remonte les jours suivants et pèse 1640 grammes le 21 juin ; il mange bien et paraît se rétablir.

Le 26 juin on porte à 2 grammes la dose quotidienne d'acide butyrique.

A partir de ce jour, le lapin diminue constamment de poids et meurt le 2 août, ne pesant que 1195 grammes.

Autopsie. — *Foie* pèse 47 grammes. Il est brun clair et marbré de taches blanchâtres de dimensions variables, communiquant plus ou moins entre elles, et en retrait sur la surface de l'organe, comme des cicatrices déprimées. Il est très dur à la coupe et l'intérieur du foie présente le même aspect que la surface.

Estomac tapissé d'une couche épaisse de mucus; celle-ci enlevée, on constate que la muqueuse est boursouflée et semée de petites ecchymoses ; il n'y a pas d'ulcérations.

Rien de particulier dans les autres organes.

L'*urine* recueillie dans la vessie est *très acide* et contient une assez forte proportion d'albumine, mais pas d'urobiline.

Examen microscopique du foie (Pl. II, fig. 1 et 2). — A un faible grossissement (obj. 1, ocul. 1, de Leitz) on peut se rendre compte que le foie est *littéralement bouleversé*. Le tissu conjonctif occupe au moins autant de place, sinon plus, que le tissu propre de l'organe. Il est réparti sans aucun ordre. Les plaques de sclérose arrondies, sinueuses, de toute forme, se combinant entre elles de mille façons, labourent en tous sens le parenchyme, au point de rendre les lobules le plus souvent méconnaissables. Des groupes cellulaires, lobules ou portions de lobules, sont englobés et enserrés dans la gangue conjonctive. Celle-ci est trouée de place en place par le calibre béant des vaisseaux.

Cet aspect se voit déjà parfaitement à l'œil nu en examinant les préparations par transparence. Sur des coupes colorées au picro-carmin, en particulier, la coloration rouge vif du tissu conjonctif tranche très nettement sur la coloration jaune rougeâtre du parenchyme.

A un grossissement plus fort (obj. 4, ocul. 1 de Leitz), on se rend compte que la prolifération conjonctive a pour point de départ les espaces portes. On voit à ce niveau les vaisseaux sanguins, dont la paroi s'est fondue complètement avec le tissu ambiant, être entourés de zones concentriques de fibres conjonctives adultes. Il en est de même des canaux biliaires ; d'un vaisseau à l'autre les zones de sclérose se confondent, et on a de larges espaces uniquement formés de tissu fibreux serré et homogène.

Par place, et principalement dans les coins formés par le

rapprochement de deux lobules, au voisinage des cellules hépatiques, on voit une néoformation discrète de canalicules biliaires. Dans ces points, également, il y a une infiltration embryonnaire très marquée et une diapédèse abondante de leucocytes.

L'épithélium qui tapisse les canaux biliaires d'un certain calibre est le plus souvent respecté ; la lumière de ces canaux n'est nullement obstruée et l'épithélium n'a pas proliféré ; il n'a même rien perdu de sa netteté.

Les veines sus-hépatiques sont en général indemnes ; quelques-unes cependant ont une paroi légèrement épaissie.

Les cellules bordent assez nettement les plaques scléreuses, mais sont cependant envahies, au contact de ces plaques, par l'infiltrat embryonnaire. Les travées cellulaires présentent une ordination normale.

A un très fort grossissement (obj. 7, ocul. 1 de Leitz) on peut voir que les cellules sont altérées à des degrés très divers. Aucune n'est absolument normale. Les moins malades ont un contour encore assez net, mais le protoplasma est légèrement grenu. Quelques-unes ont deux noyaux.

A un degré plus avancé, la dégénérescence granuleuse s'accentue, les contours se fondent, et le protoplasma de toutes les cellules forme un fond granuleux continu.

A un stade plus avancé encore, c'est de la dégénérescence vitreuse et souvent la disparition du protoplasma. De sorte qu'en certains points on a des lobules ou portions de lobules qui présentent dans toute leur étendue des lacunes nombreuses ; l'ensemble figure un reticulum à mailles assez larges, formé par le protoplasma granuleux ou vitreux des cellules encore non disparues.

Il n'y a pas de graisse.

Cet examen aboutit à cette conclusion : on a ici *un type pour ainsi dire parfait de cirrhose atrophique de Laennec.*

EXPÉRIENCE II. — ACIDE BUTYRIQUE SEUL. — *Durée : 2 mois, 14 jours.*

Lapin de 1855 grammes, bien portant, absorbe tous les jours, à partir du 4 mai 1893, $0^{gr},50$ d'acide butyrique.

Le 9 mai, l'appétit est médiocre et le poids est tombé à 1695 grammes.

Le 16 mai, il mange un peu mieux et pèse 1590 grammes; jusqu'à la fin il baisse constamment de poids, sauf un léger ressaut de 75 grammes du 14 au 21 juin.

Le 1er juin, les urines recueillies à la sonde, ne contiennent ni albumine, ni sucre, mais donnent nettement au spectroscope *le spectre de l'urobiline.*

Le 14 juin, elles sont normales.

Le 26 juin on avait porté à 2 grammes la dose quotidienne d'acide butyrique.

Il meurt le 18 juillet, ne pesant que 1165 grammes.

AUTOPSIE. — *Foie* pèse 34 grammes. Absolument comparable au foie de l'expérience I.

L'*estomac* est tapissé de mucus, mais ne présente pas d'ecchymoses.

Les *reins* sont petits, mais ne paraissent pas altérés.

Rien de particulier dans les autres organes.

L'*urine* recueillie dans la vessie est très acide et contient de l'albumine en quantité notable. Elle est claire et limpide.

Examen microscopique du foie. — Comme dans l'expérience I, il y a une véritable cirrhose : la surface totale du tissu conjonctif est peut-être un peu moindre. Tous les autres détails sont absolument comparables.

EXPÉRIENCE III. — ACIDE BUTYRIQUE ET ALCOOL. — *Durée : 16 jours.*

Lapin de 1785 grammes, un peu maigre, absorbe tous les jours, à partir du 4 mai 1893, 0gr,50 d'acide butyrique et 10 centimètres cubes d'alcool à 95°.

Tout en diminuant de poids (1610 grammes le 9 mai), il mange bien jusqu'au 16 mai : il ne pèse cependant que 1290 grammes ; il est abattu, ses oreilles ont tendance à baisser.

Il meurt le 20 mai, ne pesant que 1050 grammes.

AUTOPSIE. — *Foie* pèse 34 grammes. Même coloration, même aspect, même consistance que dans les expériences I et II.

Estomac rempli de son. Aucune odeur d'acide butyrique ni

d'alcool. Couche épaisse et continue de mucus à la surface de la muqueuse, qui présente elle-même de légères arborisations ecchymotiques.

Rien de particulier dans les autres organes. Pas d'urine.

Examen microscopique du foie. — Résultats comparables à ceux des expériences I et II, mais tissu conjonctif bien moins abondant; l'infiltration embryonnaire est plus prononcée.

Expérience IV. — Acide butyrique et alcool. — *Durée : 21 jours.*

Lapin de 1685 grammes, pas très gaillard, absorbe tous les jours, à partir du 21 mai 1893, $0^{gr},50$ d'acide butyrique et 10 centimètres cubes d'alcool à 95°.

Les urines, recueillies à la sonde le 1er juin, sont de composition normale.

Il meurt le 10 juin, ne pesant plus que 1070 grammes.

Autopsie. — *Foie* pèse 32 grammes. Il est rouge violacé et très congestionné; il y a un bon nombre de taches blanchâtres marbrant le parenchyme.

L'*estomac* est petit, rétracté; il n'y a ni vascularisation, ni ulcération.

Les *reins* sont petits et congestionnés. Ils n'ont malheureusement pas été conservés.

La *vessie* est très distendue. L'urine qu'elle contient est très acide et de couleur rouge sanglant. Au microscope, nombreux globules rouges et quelques globules blancs. Albumine en quantité.

Rien de particulier dans les autres organes.

Examen microscopique du foie. — Même degré de sclérose que le foie de l'expérience III.

Expérience V. — Acide butyrique et alcool. — *Durée : 8 mois, 15 jours.*

Lapin de 1 920 grammes, bien portant, absorbe tous les jours, à partir du 5 août 1893, 2 centimètres cubes d'acide butyrique et 20 centimètres cubes d'alcool à 95°.

Le poids diminue d'abord jusqu'à tomber à 1 570 grammes, le

12 août; il se relève ensuite progressivement, et au 22 mai 1894, l'animal pèse 2 600 grammes.

A cette date, il est occis par introduction d'air dans les veines.

Autopsie. — *Foie* pèse 112 grammes. Il est de coloration et de consistance normales.

Tube digestif ne présente aucune altération appréciable à l'œil nu; la muqueuse stomacale est à peine un peu plus vascularisée qu'à l'état normal.

Autres organes sains. Pas d'urine.

Examen microscopique du foie. — Sur une coupe colorée au picro-carmin, on constate que les cellules sont notablement augmentées de volume et en dégénérescence granuleuse. Elles sont dérangées de leur orientation. Le protoplasma est à peine coloré, et il y a des noyaux qui le sont très mal. Sur certains espaces portes, on distingue comme un commencement d'étoile fibreuse à peine distincte des cellules. *C'est à se demander si ce ne sont pas les cellules qui se transforment en tissu fibreux.*

Sur une autre coupe colorée au carmin et à l'hématoxyline, on voit quelques espaces qui ont tendance à se réunir et à circonscrire les lobules par des traînées de cellules embryonnaires.

Expérience VI. — Acide butyrique et alcool. — *Durée : 11 mois, 8 jours.*

Lapin de 2045 grammes, très vigoureux, absorbe tous les jours, à partir du 14 juin 1893, 0gr,50 d'acide butyrique et 10 centimètres cubes d'alcool à 95°.

Il augmente de poids les premiers temps : le 21 juin, il pèse 2100 grammes. Les urines sont normales.

Le 26 juin, on porte à 2 grammes la dose d'acide butyrique et à 20 centimètres cubes celle d'alcool.

L'animal maigrit jusqu'à ne peser que 1560 grammes, le 5 juillet. Puis il reprend avec quelques oscillations, et pèse 2040 grammes le 16 septembre. Pendant deux mois et demi, il oscille entre 1850 et 2150 grammes. A partir de ce moment, il augmente constamment de poids jusqu'à peser 2750 grammes, le 22 mai 1894.

Ce jour-là, il est sacrifié par injection d'air dans les veines.

Autopsie. — *Foie* pèse 82 grammes, l'animal étant tué en pleine digestion. L'organe est de coloration et de consistance normales.

Tous les autres organes sont sains, y compris l'estomac.

Examen microscopique du foie. — Simple infiltration embryonnaire, assez marquée cependant, des espaces portes. Mais le tissu n'a pas de tendance à filer entre les lobules. Les *cellules* sont extrêmement touchées et presque toutes en *dégénérescence granulo-graisseuse très accusée.*

Expérience VII. — Acide lactique seul. — *Durée : 3 mois.*

Lapin de 1850 grammes, bien portant, absorbe tous les jours, à partir du 28 avril 1893, 2 grammes d'acide lactique.

Quoique mangeant admirablement, il maigrit constamment jusqu'au 24 mai où il pèse 1350 grammes. Les urines sont normales.

Il reprend ensuite, et le 21 juin, pèse 2020 grammes.

Le 26 juin, on porte à 6 grammes la dose d'acide lactique ; deux jours après, l'animal a déjà perdu 100 grammes.

Le 1er juillet on diminue la dose de moitié parce que le lapin a refusé la veille sa nourriture. Il mange le son avec les 3 grammes d'acide lactique.

Il maigrit de plus en plus et meurt le 29 juillet, ne pesant que 1230 grammes.

Autopsie. — *Foie* pèse 19gr,50. Coloration brun acajou ; aspect marbré comme le foie des expériences I, II, III et IV, avec l'acide butyrique. Même aspect à la coupe.

L'*estomac* paraît absolument normal.

Les *reins* sont très petits et décolorés.

Urines claires : ni sucre, ni albumine.

Examen microscopique du foie. — Le tissu de sclérose, encore assez étendu pour former en certains points des plaques larges, est cependant moins prononcé que dans les foies butyriques. Mais il n'est pas un espace porte qui ne soit richement infiltré de cellules embryonnaires envahissant plus ou moins les lobules adjacents. Les cellules sont peu altérées.

Expérience VIII. — Acide lactique et alcool. — *Durée : 1 an, 24 jours.*

Lapin de 1735 grammes, bien portant, absorbe, à partir du 28 avril 1893, 2 grammes d'acide lactique et 10 centimètres cubes d'alcool à 95°.

Quoique mangeant bien, il maigrit d'abord jusqu'au 16 mai, où il pèse 1470 grammes. Il reprend ensuite jusqu'au 21 juin, où il pèse 1880 grammes. Les urines sont normales.

Mais le 26 juin on donne 6 grammes d'acide lactique et 20 centimètres cubes d'alcool ; nouvelle diminution de poids jusqu'à 1830 grammes, le 5 juillet. A partir de ce jour il remonte.

Du 11 juillet (2020 grammes) au 31 octobre (2140 grammes), oscillations autour de 2000 avec minimum de 1890 grammes le 12 août.

Du 31 octobre 1893 au 22 mai 1894, augmentation progressive jusqu'à 2950 grammes.

Ce jour-là, il est occis par injection d'air dans la veine de l'oreille.

Autopsie. — *Foie* pèse 90 grammes. Consistance et coloration normales. Tous les autres organes normaux, y compris l'estomac.

Examen microscopique du foie. — Tous les espaces portes sont infiltrés plus ou moins de cellules embryonnaires ; dans quelques-uns, la sclérose se dessine nettement. Mais l'altération capitale porte sur les cellules. *La dégénérescence graisseuse est générale;* dans beaucoup de cellules le noyau lui-même a disparu ; on trouve des vésicules graisseuses en quantité. D'autres cellules sont énormes, avec un noyau très volumineux; protoplasma et noyaux se colorent à peine par le carmin ou l'hématoxyline. Entre les travées cellulaires du sang est épanché.

Expérience IX. — Acide valérianique seul. — *Durée : 7 mois, 26 jours.*

Lapin de 1640 grammes, bien portant, absorbe tous les jours, à partir du 15 mai 1893, $0^{gr},50$ d'acide valérianique. Il fait d'abord quelques difficultés, puis mange bien.

Il maigrit d'abord et ne pèse que 1385 grammes, le 14 juin.

Il remonte et pèse le 21 juin 1555 grammes.

Le 26 juin on donne 2 grammes d'acide; il pèse ce jour-là 1590 grammes. Mais, à partir de ce jour, il diminue et après quelques oscillations de poids entre 1200 et 1300 grammes, il meurt le 11 janvier 1894 pendant la nuit, ne pesant que 1135 grammes.

AUTOPSIE. — *Foie* pèse 35 grammes; il est très congestionné, ferme; on ne voit pas de tissu rétractile à la surface ni à la coupe.

Les *poumons* sont congestionnés.

L'*estomac* est rouge, mais il n'y a ni ulcérations, ni ecchymoses.

Les *reins* sont gros, décolorés.

L'*urine*, neutre, ne contient ni sucre, ni albumine.

Examen microscopique du foie. — Infiltration certaine, mais modérée, des espaces portes; dans quelques-uns, tissu fibreux. Cellules toutes en dégénérescence granulo-graisseuse; le noyau se colore encore assez bien; lacunes par place, quelques cellules ayant complètement disparu.

EXPÉRIENCE X. — ACIDE VALÉRIANIQUE SEUL. — *Durée : 1 mois, 18 jours.*

Lapin de 1850 grammes, bien portant, absorbe tous les jours, à partir du 30 mai 1893, 0gr,50 d'acide valérianique. Après quelques difficultés, il l'accepte parfaitement.

Il pèse, le 6 juin, 1890 grammes. Mais à partir de ce jour il décline et tombe à 1585 grammes, le 21 juin.

Le 26 juin, on porte la dose à 2 grammes.

L'animal continue à maigrir et meurt le 26 juillet, ne pesant que 995 grammes.

AUTOPSIE. — *Foie* pèse 40 grammes. Coloration brun acajou, avec l'aspect de l'expérience VIII.

L'*estomac* est congestionné, mais sans ulcérations ni ecchymoses.

Les *reins* sont gros et pâles.

L'*urine* est très acide et contient de l'albumine en quantité appréciable.

Examen microscopique du foie. — Sclérose très prononcée de bon nombre d'espaces portes; d'autres sont moins largement conjonctifs; tous les autres sont infiltrés de cellules embryonnaires. Les cellules hépatiques sont en dégénérescence graisseuse assez avancée, mais moins malades cependant que dans le foie de l'expérience VIII.

EXPÉRIENCE XI. — ACIDE VALÉRIANIQUE SEUL. — *Durée: 1 mois, 9 jours.*

Lapin 2530 grammes, très vigoureux, absorbe tous les jours, à partir du 19 avril 1893, $0^{gr},50$ d'acide valérianique. Comme le précédent, il refuse d'abord, puis s'y accoutume.

Il maigrit rapidement, quoique mangeant fort bien; il est moins vif qu'au début.

Le 28 mai il meurt ne pesant plus que 1560 grammes.

AUTOPSIE. — *Foie* pèse 41 grammes. Absolument comparable au précédent.

L'*estomac* est très plissé, épaissi, ratatiné vers l'œsophage ; la muqueuse est rouge, dans la région œsophagienne surtout, mais ne présente ni ecchymoses, ni ulcérations.

Poumons congestionnés.

Les *reins* gros et pâles. Pas d'urine.

Examen microscopique du foie. — Infiltration embryonnaire de tous les espaces portes avec tendance à entourer les lobules (cirrhose annulaire) ; pas de sclérose constituée. Cellules en dégénérescence granulo-graisseuse, parfois très avancée; la plupart des noyaux se colorent cependant assez bien.

EXPÉRIENCE XII. — ACIDE VALÉRIANIQUE SEUL. — *Durée: 18 jours.*

Lapin de 1620 grammes, chétif, absorbe tous les jours, à partir du 19 avril 1893, $0^{gr},50$ d'acide valérianique. Il fait des difficultés les premiers jours pour avaler le son imbibé d'acide qu'on lui présente, à cause sans doute de l'odeur. Au bout de quelques jours cependant il accepte la préparation.

Il maigrit rapidement et meurt le 7 mai, ne pesant que 950 grammes.

Autopsie. — *Foie* petit, pèse 37^{gr},50; rouge brun; dur à la coupe; montre quelques taches comparables à celles des foies d'acide butyrique, mais de couleur beaucoup plus sombre, tranchant beaucoup moins sur le reste du parenchyme, et beaucoup moins confluentes.

La *rate* est très petite.

Les *poumons* sont très congestionnés.

L'*estomac* a une forte odeur d'acide valérianique; les parois sont un peu épaissies; il n'y a ni ecchymoses, ni ulcérations.

Reins gros et pâles. Pas d'urine.

Examen microscopique du foie. — Quelques espaces portes sont nettement sclérosés; d'autres sont infiltrés de jeunes cellules. Les cellules hépatiques commencent à subir la dégénérescence granuleuse avec rétraction.

Expérience XIII. — Acide valérianique et alcool. — *Durée : 1 an, 19 jours.*

Lapin de 2070 grammes, robuste, absorbe tous les jours, à partir du 3 mai 1893, 0^{gr},50 d'acide valérianique et 10 centimètres cubes d'alcool à 95°. Il accepte bien le mélange.

Il maigrit aussitôt, et descend jusqu'à 1670 grammes le 16 mai. Il remonte ensuite jusqu'à atteindre 2050 grammes le 21 juin.

Le 26 juin, on porte la dose d'acide valérianique à 2 grammes et celle d'alcool à 20 centimètres cubes.

Nouvelle descente jusqu'au 5 juillet, où il pèse 1770 grammes. Puis il remonte, et après quelques oscillations, engraisse définitivement.

Il est sacrifié le 22 mai 1894 par injection d'air dans les veines. Il pèse 3100 grammes.

Autopsie. — *Foie* pèse 100 grammes. Couleur et consistance normales.

Tous les autres organes sains.

Examen microscopique du foie. — Très légère infiltration embryonnaire des espaces portes. Dégénérescence granulo-graisseuse très avancée des cellules hépatiques; beaucoup ont entièrement disparu.

Expérience XIV. — Acide acétique seul. — *Durée : 1 mois, 6 jours.*

Lapin de 1380 grammes, bien portant. On mélange au son 5 centimètres cubes d'acide acétique du laboratoire. Le lapin n'accepte que difficilement cette mixture ; il ne se décide à y goûter que poussé par la faim. Au moment où il mange, le son a encore une forte odeur d'acide acétique. Il n'est fait définitivement à cette alimentation que vers le 15 juin.

Le 14, il pèse 1550 grammes; le 21, 1670 grammes. A partir de ce moment il maigrit vite et meurt le 5 juillet, ne pesant que 1040 grammes.

Autopsie. — *Foie* pèse 35 grammes. Brun acajou avec des parties rétractées. Très dur à la coupe.

Estomac rouge, mais sans ecchymoses ni ulcérations.

Rien de particulier dans les autres organes.

Urines très acides, contenant de l'albumine.

Examen microscopique du foie. — Grandes bandes et plaques de sclérose comme dans les foies butyriques. Les cellules sont très atteintes par la dégénérescence granuleuse. Dans certaines régions très étendues, les noyaux eux-mêmes ne forment plus qu'une sorte de poussière colorée par l'hématoxyline sur un fond anhiste coloré en rose par l'éosine.

Expérience XV. — Acide acétique et alcool. — *Durée : 23 jours.*

Lapin de 1960 grammes, bien portant, absorbe tous les jours, à partir du 3 juin 1893, 5 centimètres cubes d'acide acétique et 10 centimètres cubes d'alcool à 95°. Il accepte cette nourriture dès le troisième jour.

Il maigrit et meurt le 26 juin, ne pesant que 1480 grammes. Il avait un gros ventre.

Autopsie. — Foie pèse 42 grammes. Coloration brun rougeâtre avec quelques taches claires modérément confluentes. Consistance ferme.

Estomac distendu et rouge, sans ulcérations ni ecchymoses.

Intestin ballonné. Pas de liquide dans le péritoine.

Reins décolorés.

Urines limpides, très acides avec de l'albumine.

Examen microscopique du foie. — Altérations bien moins prononcées que dans le cas précédent. Tous les espaces portes sont ou modérément sclérosés ou fortement infiltrés de cellules embryonnaires. Les cellules sont en dégénérescence granuleuse commençante; leurs noyaux se colorent encore assez bien.

Expérience XVI. — Acides gras. — *Durée : 8 mois, 26 jours.*

Lapin vigoureux de 1 780 grammes, absorbe tous les jours, à partir du 4 mai 1893, 50 centigrammes d'acide oléique et autant d'acide palmitique. Les acides sont dissous dans de l'éther, on arrose du son avec la solution, et on laisse évaporer.

Après une diminution de poids jusqu'au 16 mai (1 580 grammes), l'animal remonte, et le 21 juin pèse 1 950 grammes.

A partir du 26 juin les substances ingérées sont :

Acide oléique....................	ãã 2 grammes.
— palmitique................	
— margarique................	
— stéarique..................	

Nouvelle diminution de poids les jours suivants, jusqu'à 2 655 grammes le 5 juillet. A partir de là, nouvelle ascension; le 16 septembre, il pèse 1 910 grammes. Il n'a donc pas atteint le chiffre de 1 950 auquel il était arrivé après s'être accommodé des premières doses d'acide; il a même mis beaucoup plus longtemps pour retrouver un poids convenable. Il faut dire qu'il a toujours mangé du meilleur appétit, et que même sa ration de légumes frais a souvent dépassé celle des autres animaux.

Du 10 octobre au 17 décembre, le poids reste stationnaire, oscillant de 1800 à 1860. Mais vers la fin de décembre, l'animal commence à maigrir; le 9 janvier 1894, il ne pèse que 1 400 grammes, et il meurt le 27 janvier, pesant 1 365 grammes.

Autopsie. — Tuberculose discrète du *poumon*.

Foie pèse 46 grammes. Couleur grisâtre, un peu dur à la coupe.

Le *tube digestif* ne présente aucune particularité; il n'y a pas de tuberculose péritonéale.

Examen microscopique du foie. — Quelques beaux tubercules

solitaires en plein tissu hépatique; quelques autres le long des vaisseaux. — Aucune autre prolifération conjonctive qu'une infiltration très discrète sur quelques rares points où deux ou trois tubercules sont réunis, au voisinage des espaces portes. — Les cellules sont en dégénérescence granulo-graisseuse très nette.

EXPÉRIENCE XVII. — ACIDES GRAS ET ALCOOL. — *Durée : 1 an, 16 jours.*

Lapin de 1 480 grammes absorbe tous les jours, à partir du 4 mai 1893, 0 gr, 50 d'acide oléique et autant d'acide palmitique, dissous dans l'éther, comme ci-dessus et mélangés au son. On ajoute 10 cc. d'alcool à 95°.

Stationnaire jusqu'au 9 mai, où il pèse 1 496 grammes, l'animal diminue d'abord un peu; il pèse 1 340 grammes le 24 mai; puis il remonte jusqu'à 1 670 grammes le 26 juin.

Le 26 juin, il absorbe jusqu'à la fin :

Acide oléique....................	ãã 2 grammes.
— palmitique................	
— margarique...............	
— stéarique..................	
Alcool à 95°......................	20 cent. cubes.

Nouvelle diminution de poids les jours suivants jusqu'à 1 590 grammes le 5 juillet. Pendant un mois et demi après être remonté, il oscille et pèse :

Le 11 juillet....................	1760 grammes.
21 —	1805 —
5 août....................	1740 —
12 —	1800 —
26 —	2000 —

A partir de ce moment, l'animal reprend le dessus et augmente progressivement de poids malgré l'ingestion quotidienne de ses 8 grammes d'acides gras et ses 20 cc. d'alcool à 95°. Le 28 mai 1894, il pèse 2 600 grammes. Il est sacrifié ce jour-là par injection d'air dans les veines.

Les urines n'ont jamais présenté ni sucre ni albumine. Mais à plusieurs reprises elles ont donné au spectroscope le spectre caractéristique de l'urobiline.

Autopsie. — *Foie* pèse 82 grammes. Il est remarquablement trilobé, comme feuilleté. Sa coloration est normale.

Tous les autres organes, y compris le tube digestif, ne présentent aucune altération.

Examen microscopique du foie. — Pas trace de prolifération conjonctive. — Les cellules sont en dégénérescence granulo-graisseuse assez avancée. Par place, l'ordination trabéculaire est conservée, mais dans une même travée on ne distingue plus les cellules entre elles, sinon par leurs noyaux. Ces cellules sont ou hypertrophiées au point de toucher celles de la travée voisine, ou au contraire diminuées de volume, de telle sorte que les travées sont très étroites et laissent entre elles des jours très grands; leur ensemble figure un réseau à mailles larges. — Enfin sur certains points, par placard, toutes les cellules sont confondues par leur protoplasma et les noyaux, pâles et gonflés, se détachent sur un fond uniforme et presque anhiste.

Expérience XVIII. — Acétone. — *Durée: 7 jours.*

Lapin de 1 620 grammes prend, à partir du 19 juillet 1893, une dose quotidienne de 10 centimètres cubes d'acétone.

Il meurt le 25 juillet. Son *urine* contient de l'albumine en abondance.

Autopsie. — *Foie* pèse 30 grammes; il est très congestionné.

Les *reins* sont très gros et pâles.

L'*estomac* présente une muqueuse très rouge, mais sans ecchymoses ni ulcérations.

Examen microscopique du foie. — Les cellules, sans être granuleuses, sont troubles, mal dessinées, estompées pour ainsi dire. — Autour de quelques canaux biliaires, mince anneau de sclérose dû sans doute à un léger degré d'angiocholite ascendante, antérieure à la mise en expérience. — En dehors de cela, pas de prolifération conjonctive.

Examen microscopique des reins. — La partie corticale est très malade. Tous les tubuli contorti ont leur épithélium tuméfié, au point que la lumière n'existe plus; le protoplasma est granuleux ou simplement trouble; le noyau est extrêmement pâle, même sur les préparations à l'hématoxyline. — Des glomérules,

les uns ont gardé leur volume normal, mais dans la cavité glomérulaire on trouve un détritus granuleux qui paraît être de l'albumine; les autres sont très tuméfiés et la cavité est oblitérée par le contact des deux épithéliums. — Les tubes droits sont moins atteints : l'épithélium est à peine tuméfié; la lumière contient presque partout le même détritus granuleux.

En somme, néphrite épithéliale très nette.

Expérience XIX. — Acétone. — *Durée : 7 jours.*

Lapin de 2 130 grammes, absorbe tous les jours, à partir du 4 juillet 1893, 10 centimètres cubes d'acétone.

Il meurt le 11 juillet au matin, pesant 1 530 grammes (il a perdu 600 grammes en 7 jours). Les *urines*, légèrement acides, contiennent une grande quantité d'albumine.

Autopsie. — *Foie* pèse 53 grammes: il est très congestionné, violacé.

Les *reins*, le droit surtout, sont énormes.

L'*estomac* présente une muqueuse boursouflée, rouge et comme pigmentée.

Examen microscopique du foie et des reins. — Absolument comparable à celui de l'expérience précédente.

Expérience XX. — Acétone. — *Durée : 16 jours.*

Lapin de 1480 grammes, ingère par jour, du 9 juillet au 4 août 1893, 4 centimètres cubes d'acétone.

Il meurt le 4 août. — L'*urine*, fortement acide, contient de l'albumine en abondance, pas de sucre. Au microscope on y trouve des globules rouges et blancs.

Autopsie. — *Foie* pèse 21 grammes. — Un incident survenu à ce moment m'a empêché d'examiner les autres organes qui avaient été jetés quand j'ai voulu, quelques heures plus tard, continuer l'autopsie.

Examen microscopique du foie. — On constate un certain degré de sclérose embryonnaire, autant veineuse que biliaire, très marquée dans quelques espaces portes. — Les cellules sont méconnaissables, tout à fait granuleuses, et confondues les unes avec les autres.

Il est probable que les reins devaient présenter des altérations analogues à celles des reins des deux animaux précédents.

EXPÉRIENCE XXI. — ALDÉHYDE. — *Durée : 6 mois, 23 jours.*

Lapin de 2030 grammes, est mis le 29 juin 1893, en présence de 10 centimètres cubes d'aldéhyde éthylique mélangée à du son. Il refuse cette nourriture jusqu'au 15 juillet, et maigrit pendant ce temps, car on lui donne très peu à manger ; il pèse le 5 juillet 1770 grammes.

A partir de ce jour, il se décide à absorber son aldéhyde. Son poids a oscillé pendant 6 mois, et d'une façon très inconstante, entre 1935 grammes et 1 510 grammes. Il meurt enfin le 28 janvier 1894, pesant 1 345 grammes. Ses urines n'ont jamais contenu ni sucre ni albumine.

AUTOPSIE. — *Foie* pèse 22 grammes ; il est brun foncé.

Les *reins* n'offrent rien de particulier à l'œil nu.

L'*estomac* est petit, rétracté, épaissi, la muqueuse ne présente pas d'altérations appréciables.

Examen microscopique du foie. — Prolifération conjonctive embryonnaire discrète autour des petits espaces portes. Les cellules sont en dégénérescence granuleuse très manifeste ; si l'on distingue encore par place les travées, le protaplasma est effrité et les cellules n'ont plus de contours ; on trouve beaucoup de granulations libres.

EXPÉRIENCE XXII. — ACIDE OXALIQUE. — *Durée : 1 mois.*

Lapin de 1 905 grammes, absorbe tous les jours à partir du 2 juin 1893, 0gr, 25 d'acide oxalique.

Il diminue de poids et pèse, le 14 juin, 1 755 grammes; puis reprend le dessus et arrive à 1 805 grammes le 21 juin.

A dater du 24, on porte la dose à 1 gramme, mais le lapin ne l'absorbe qu'en partie et refuse la nourriture. Il maigrit néanmoins, et le 3 juillet meurt ne pesant plus que 1 105 grammes. L'*urine* très acide, contient un peu d'albumine.

AUTOPSIE. — *Foie* pèse 33 grammes ; il est brun.

Les *reins* sont un peu augmentés de volume.

L'*estomac* ne présente que de la rougeur diffuse de la muqueuse.

Examen histologique du foie. — Angiocholite ascendante des gros troncs biliaires, sans doute consécutive à l'inflammation gastro-intestinale. Quelques veines portes, dans les petits espaces, ont un anneau de sclérose déjà formé, ou de l'infiltration embryonnaire. — Les cellules sont en dégénérescence complète, effritées et se confondant entre elles.

Examen histologique des reins. — Tuméfaction trouble de l'épithélium des tubes contournés et des branches ascendantes de Henle.

Expérience XXIII. — Acide oxalique. — *Durée : 1 mois.*

Lapin de 1700 grammes absorbe, à partir du 5 juillet 1893, 0 gr, 50 d'acide oxalique.

Il augmente de poids jusqu'au 11 juillet où il arrive à 1930 grammes. A partir de ce jour, il va en diminuant et meurt le 4 août, ne pesant plus que 1 110 grammes.

L'urine, très acide, contient de l'albumine.

Autopsie. — *Foie* pèse 40 grammes, rouge brun. *Reins* gros et pâles.

Examen microscopique du foie et des reins. — Absolument comparable à l'observation précédente.

Expérience XXIV. — Poivre seul. — *Durée : 27 jours.*

Lapin de 1910 grammes, mange tous les jours, mélangé à du son, 0gr,50 de poivre fraîchement moulu, à partir du 6 juin 1893.

Il maigrit rapidement et meurt le 3 juillet pesant 1575 grammes.

On n'a pu avoir de ses urines.

Autopsie. — *Foie* pèse 61 grammes; il est très congestionné, violacé.

Les *reins* sont aussi très congestionnés et augmentés de volume.

L'*estomac* est distendu, aminci, mais ne présente pas d'altération de la muqueuse.

Examen microscopique du foie. — Sclérose porto-biliaire adulte des plus nettes, avec tendance à la pénétration dans les lobules. — Néoformation discrète de canalicules biliaires. — Cellules en dégénérescence granuleuse.

Examen microscopique des reins. — Pas un épithélium qui ne soit tuméfié, granuleux, et dans quelques tubes complètement effrité. L'élément conjonctif est en pleine prolifération embryonnaire; la paroi des artères est notablement épaissie.

Expérience XXV. — Poivre et alcool. — *Durée : 11 mois, 16 jours.*

Lapin de 1 820 grammes, mange tous les jours, à partir du 6 juin 1893, mélangé à du son, 0 gr, 50 de poivre fraîchement moulu, le tout arrosé de 10 centimètres cubes d'alcool à 95°.

Il maigrit d'abord et pèse le 14 juin 1 630 grammes. Puis il remonte jusqu'à 1 870 grammes le 21 juin, mais il reperd du poids, la dose d'alcool ayant été portée à 20 centimètres cubes le 26 juin. Il descend jusqu'à 1 240 grammes le 5 août.

A partir de ce moment il reprend le dessus et vit en augmentant de poids jusqu'au 22 mai 1894. Ce jour-là il est sacrifié par injection d'air dans les veines; il pèse 2 550 grammes.

Autopsie. — *Foie* pèse 80 grammes. — La coloration paraît normale.

Rien de spécial dans les autres organes.

Examen microscopique du foie. — Quelques espaces portes avec infiltration embryonnaire très nette. — Les cellules sont fort maltraitées par l'alcool, en pleine dégénérescence granulo-graisseuse, surtout complète sur les trois quarts périphériques des lobules; au voisinage seulement de la veine centrale on retrouve l'ordination trabéculaire avec des cellules dont le protoplasma prend encore les colorants, mais d'une façon irrégulière, par tache. Partout ailleurs les cellules, très pâles, sont complètement déformées, bousculées et n'offrent à l'œil qu'un fond marbré de jaune et de rose ou violet à peine teinté, sur lequel les noyaux, assez bien conservés, se détachent nettement.

2° CULTURES VIVANTES DE BACTERIUM COLI COMMUNE

Avant d'expérimenter sur le lapin les microbes intestinaux, il convenait de savoir quelle était, au point de vue bactériologique, la teneur de son tube digestif. Il était naturel de lui donner à ingérer surtout des cultures du ou des microbes qu'on rencontre d'habitude chez le lapin normal, de façon à se rapprocher le plus possible de ce qui se passe chez l'homme quand il se produit chez lui une auto-infection d'origine gastro-intestinale. C'est une sorte d'auto-infection artificielle que j'ai cherché à réaliser chez le lapin.

Or, c'est le *Bacterium coli* que j'y ai trouvé constamment, le plus souvent à l'état de pureté. Il s'y présente avec ses caractères les plus tranchés : particularités de culture, réaction de l'indol, coagulation du lait, fermentation de la lactose, et surtout très grande mobilité, ce qui, comme on le sait, est une garantie de sa vitalité et de sa virulence. C'est donc le *Bacterium coli* seul avec lequel j'ai expérimenté, et le *Bacterium coli* venant de l'intestin même du lapin. Voici comment je l'ai mis en culture :

On recueille une crotte de lapin aussi fraîche que possible, on la coupe en deux à l'aide d'une lame flambée, et on cueille dans son intérieur, avec le fil de platine, de quoi ensemencer un tube de bouillon. Au bout de douze à vingt-quatre heures, réensemencement dans un autre bouillon et sur milieux solides. Le plus souvent la première culture est pure ; le réensemencement l'est toujours.

Pour réaliser des conditions différentes de virulence et de vitalité, j'ai donné à mes lapins des cultures de divers âges. Les uns ont été soumis à l'ingestion de la *culture vivante continue*, c'est-à-dire qu'on puisait toujours dans le même ballon dont la culture continuait. Les autres absorbaient une *culture vivante de vingt-quatre heures par ensemencement direct*, c'est-à-dire une culture jeune et chaque jour renouvelée. Pour les autres enfin, on réensemençait tous les jours une culture de vingt-quatre heures de génération en génération, *culture vivante de vingt-quatre heures par réensemencements successifs*. Par exception, un de mes animaux a ingéré une culture de coli humain recueilli dans les fèces d'un homme sain.

EXPÉRIENCE XXVI. — CULTURE VIVANTE CONTINUE DE B.C.C. — *Durée : 25 jours.*

Lapin de 1870 grammes, absorbe tous les jours à partir du 19 avril 1893, un demi-centimètre cube de culture pure mélangée à du son.

Il maigrit rapidement, et, le 14 mai au matin, on le trouve mort dans sa cage. Il pesait 1205 grammes.

AUTOPSIE. — *Foie* pèse 30gr,5.

Les autres organes n'offrent aucune altération apparente ; la muqueuse stomacale semble normale.

Examen microscopique du foie. — Angiocholite ascendante des gros troncs avec sclérose biliaire très prononcée ; dans les petits espaces portes, légère infiltration embryonnaire autant portale que biliaire ; pas de tissu conjonctif constitué comme sur les gros troncs. — Les cellules sont très diversement altérées ; on observe tous les degrés de la nécrose cellulaire, depuis le simple trouble avec ou sans tuméfaction jusqu'à la désagrégation du protoplasma en une substance qui n'est même plus granuleuse, une sorte de vitrification, sans limites précises du contour cellulaire ; d'autres cellules sont simplement ou plus grosses ou plus petites qu'à l'état normal, sans modification appréciable du protoplasma. Les travées se retrouvent au voisinage de la veine centrale et même, dans bien des lobules, jusqu'à la moitié du rayon. Les noyaux sont vivement colorés; il n'a pas été fait de préparations au réactif de Flemming, de sorte qu'il est impossible de dire s'ils sont en karyokinèse; on peut simplement le présumer d'après leur vive coloration.

Les lésions cellulaires ne se présentent pas sous forme d'îlots circonscrits, mais sont irrégulièrement disséminées; elles ont cependant une topographie constante; elles portent sur la moitié périphérique au moins, sinon sur les deux tiers du lobule.

Expérience XXVII. — Culture vivante continue de B.C.C. — *Durée : 35 jours.*

Cobaye de 290 grammes, ingère, depuis le 19 avril 1893, une dose quotidienne de un demi-centimètre cube de culture pure.

On le trouve mort le 24 mai au matin, ne pesant plus que 205 grammes.

Autopsie. — *Foie* pèse 11 grammes ; il est de consistance et de coloration normales.

L'*estomac* est absolument normal, de même que l'intestin.

Aucun autre organe n'offre d'altération apparente.

Examen microscopique du foie. — Bon nombre d'espaces portes présentent des vaisseaux sanguins à paroi épaissie avec légère infiltration embryonnaire péri-vasculaire. — L'altération des cellules, quoique moins accentuée que dans l'expérience précédente, est absolument analogue.

Expérience XXVIII. — Culture vivante continue de B.C.C. — *Durée : 21 jours.*

Lapin de 1765 grammes absorbe, à partir du 20 mai 1893, 2 centimètres cubes de culture pure.

Le 10 juin au soir, phénomènes convulsifs pendant 3 heures.

A 6 h. du soir, la température rectale est de..	36°7
8 —	—	— .. 34°1

Il meurt à 8 heures et demie. Son poids est de 1220 grammes.

Autopsie. — *Foie* pèse 41 grammes; il est de couleur rouge brun ; sa consistance paraît normale.

L'*estomac* est un peu épaissi et contient une grande quantité de mucus. L'*intestin* ne présente aucune particularité.

Les *reins* paraissent normaux à l'œil nu.

La *vessie*, très distendue, contient une urine alcaline, incolore, légèrement trouble, avec une petite quantité d'albumine.

Les préparations du foie et des reins ont malheureusement été égarées, et l'examen microscopique n'a pu être fait.

EXPÉRIENCE XXIX. — CULTURE VIVANTE CONTINUE DE B.C.C. — *Durée : 1 mois, 13 jours.*

Lapin de 1630 grammes absorbe, à partir du 15 juin 1893, 2 centimètres cubes de culture pure continue de B.C.C. *humain.*

Il meurt en hypothermie le 28 juillet, ne pesant que 1220 grammes.

A 3 h. du soir, la température rectale est de.. 36°3
7 — — — .. 34°5

Mort quelques instants après.

AUTOPSIE. — *Foie* pèse 38gr,50. Coloration brune. Rien de particulier dans les autres organes.

Examen microscopique du foie. — Angiocholite ascendante des gros troncs et sclérose biliaire très prononcée dans les grands espaces. Dans les espaces de moyen calibre, on voit nettement de la péri et de l'endophlébite à tendance oblitérante. — Par place on trouve des hémorragies en foyer, ailleurs de la congestion simple, les hématies remplissant les capillaires intertrabéculaires ou plutôt les espaces restés libres entre les cellules, car les travées ne sont pas toujours reconnaissables. — Les cellules présentent des altérations analogues à celles de l'expérience XXVI.

EXPÉRIENCE XXX. — CULTURE VIVANTE DE 24 HEURES PAR ENSEMENCEMENT DIRECT DE B.C.C. — *Durée : 13 jours.*

Lapin de 1855 grammes, absorbe tous les jours, depuis le 4 mai 1893, un demi-centimètre cube de culture pure.

Le 16 mai l'animal commence à rejeter la tête en arrière, et garde par instant l'attitude opisthotonique. Il est très amaigri et pèse 1200 grammes.

On prend la température rectale.

A 9 heures du soir, elle est de............... 35°4
4 heures du matin, — .... 34°6

Il meurt à 7 heures du matin en opisthotonos.

Autopsie. — *Foie* pèse 28 grammes. Coloration normale, mais le tissu est friable et nullement dur à la coupe.

L'*estomac* montre une muqueuse rouge par place, mais nullement ulcérée. — Les parois sont considérablement épaissies sous la muqueuse; on dirait une infiltration néoplasique.

L'*intestin* ne présente rien de particulier.

La *rate* est petite.

Le *sang* du cœur examiné sur lamelles contient du *Bacterium* coli trapu et mobile.

Examen microscopique du foie. — Angiocholite ascendante des gros troncs, mais bien moins marquée que dans les expériences précédentes. — Pas non plus de prolifération conjonctive dans les espaces portes moyens ou petits. Toute l'altération porte sur les cellules. — Celles-ci sont réduites à une poussière de granulations formant un fond uniforme aux noyaux. Sur des préparations au bleu de Kühne faites pour la recherche des microorganismes, on voit très bien avec un objectif à immersion l'état vésiculeux de ces noyaux dont la substance chromatique est tantôt divisée et réfugiée aux deux pôles, tantôt éclatée, dispersée au hasard dans le noyau.

Sur certains points l'ordination trabéculaire persiste, mais par les seuls noyaux; le protoplasma cellulaire a presque entièrement disparu, et les files de noyaux constituent des cordons grêles circonscrivant de larges mailles; ce n'est plus en quelque sorte que le squelette des cellules qui est resté en place. A première vue, on croirait avoir sous les yeux une coupe de tissu pulmonaire.

Expérience XXXI. — Culture vivante de 24 heures par ensemencement direct de B.C.C. — *Durée : 1 mois, 25 jours.*

Lapin de 1345 grammes, absorbe tous les jours, à partir du 20 mai 1893, 1 centimètre cube de culture pure.

Il maigrit d'une façon continue, et le 21 juin pèse 1185 grammes. Les jours suivants, on constate sur le flanc gauche un abcès de la grosseur d'une noix. Cet abcès s'ouvre au dehors le 27 juin et donne issue à un pus épais, sans odeur, qui ne contient aucun microorganisme et dont l'ensemencement reste stérile. — Pansement antiseptique.

Le 11 juillet, l'animal pèse 1075 grammes.

Le 15 juillet, il se refroidit, mais ne présente pas de convulsions; peut-être en a-t-il eu la veille au soir et pendant la nuit.

A 8 h. du matin, la température rectale est de. 35°8
2 h. du soir, elle est de.................. 34°3
L'animal meurt à 3 heures du soir ne pesant que 985 grammes.

AUTOPSIE. — *Foie* pèse 28gr,50. Tissu très friable.

L'*estomac* est injecté du côté du pylore; l'intestin n'offre aucune particularité.

Les *poumons* sont très congestionnés.

Les *reins* paraissant normaux à l'œil nu.

Examen microscopique du foie. — Angiocholite ascendante des gros troncs, mais sans sclérose bien prononcée; sur les espaces portes moyens, à peine une légère prolifération embryonnaire porto-biliaire. Les cellules, moins brutalement détruites que dans le foie précédent, n'en présentent pas moins des altérations très profondes de dégénérescence granuleuse; l'ordination trabéculaire est conservée sur un plus grand nombre de points. La congestion sus-hépatique est très marquée; les globules rouges des capillaires centraux du lobule font une grande tache jaune circulaire autour de la veine centrale.

Examen microscopique des reins. — Tous les épithéliums sont en tuméfaction trouble, mais l'altération est le plus marquée sur les tubes contournés; là les cellules gonflées oblitèrent complètement la lumière, ou, si celle-ci est rétablie, c'est par la chute de toute la partie centrale de la cellule dégénérée, la base seule restant avec le noyau et offrant un bord irrégulier en désagrégation. On constate en outre une capillarite intense avec prolifération conjonctive commençante.

Examen microscopique des poumons. — Du sang remplit

complètement les alvéoles ; l'épithélium pulmonaire est en place, mais les noyaux sont très vivement colorés et augmentés de volume ; les capillaires sont gorgés de sang et présentent de la capillarite très intense sur certains points. Aucune autre altération notable.

EXPÉRIENCE XXXII. — CULTURE VIVANTE DE 24 HEURES PAR RÉENSEMENCEMENTS SUCCESSIFS de B.C.C. — *Durée : 18 jours.*

Lapin de 1995 grammes, absorbe tous les jours, à partir du 4 mai 1893, un demi-centimètre cube de culture pure. On réensemence tous les jours un tube nouveau avec le tube de la veille.

Le 9 mai, le lapin pèse 1780 grammes. — On porte la dose de culture à 2 centimètres cubes. — Le 16 mai il pèse 1405 grammes.

On le trouve mort au matin du 22 mai.

AUTOPSIE. — *Foie* pèse 65 grammes; il est congestionné, rouge violacé, et de consistance ferme.

L'*estomac*, très distendu, présente une couche épaisse de mucus adhérente à la muqueuse et formant comme une seconde poche aux aliments. — Ecchymoses très nombreuses sur toute la surface de la muqueuse.

L'*intestin* ne présente rien d'anormal.

Les *reins* paraissent sains à l'œil nu.

La *rate* est petite, allongée.

Examen microscopique du foie. — Angiocholite ascendante avec sclérose adulte très marquée des gros troncs. Sur les espaces portes de moyen et de petit calibre, prolifération conjonctive embryonnaire très nette; quelques veines sus-hépatiques présentent aussi de la sclérose naissante. — Dégénérescence granuleuse des cellules très marquée comme dans les foies précédents.

Examen microscopique des reins. — Mêmes altérations que dans la précédente expérience; cependant la capillarite y est moins intense.

EXPÉRIENCE XXXIII. — CULTURE VIVANTE DE 24 HEURES PAR RÉENSEMENCEMENTS SUCCESSIFS DE B. C. C. — *Durée : 1 mois, 24 jours.*

Lapin de 1605 grammes, absorbe tous les jours, à partir du 23 mai 1893, 2 centimètres cubes de culture pure.

Il maigrit progressivement, et, le 11 juillet, il pèse 1340 grammes.

Le 16 juillet l'animal se refroidit :

A 11 h. du matin, la température rectale est de.			34°6
1 h. du soir,	—	— ..	33°9

La mort survient à 2 heures du soir.

AUTOPSIE. — *Foie* pèse 25 grammes ; il est rouge violacé.

L'*estomac*, l'*intestin*, les *reins* n'offrent rien de particulier à l'œil nu.

La *rate* est grosse.

L'urine recueillie dans la vessie est pâle, sans sucre ni albumine.

Examen microscopique du foie. — Légère angiocholite ascendante avec sclérose modérée des grands espaces ; les petits espaces offrent une très légère prolifération embryonnaire porto-biliaire. — Les capillaires, très distendus, sont gorgés de sang. Le sang s'est même extravasé en divers points et forme de petits foyers hémorragiques circulaires, notamment aux abords des veines centrales. — Les cellules sont entièrement dégénérées et comprimées latéralement dans leurs travées respectives par les capillaires distendus.

Examen microscopique du rein. — Altération épithéliale comparable à celle des reins précédents.

3° COLI-TOXINE

Sous le nom de *coli-toxine*, je n'entends pas autre chose que le produit de filtration des cultures en bouillon de *Bacterium coli commune*.

Au moment où ont été faites ces expériences, je n'étais pas suffisamment outillé pour la fabrication d'une quantité très grande de ces cultures filtrées ;

aussi ai-je dû garder la coli-toxine des cultures de quarante-huit heures pour les expériences que j'avais entreprises simultanément pour démontrer l'action hypothermisante des cultures de coli-bacille vivantes et filtrées. J'ai donc administré à des lapins par la voie digestive les produits de filtration de cultures âgées de huit jours et de un mois; tout me porte à croire que ces toxines de cultures un peu âgées sont moins actives que celles des cultures jeunes; il était donc préférable d'y avoir recours pour garder plus longtemps les animaux en expérience, et s'éloigner un peu moins, par conséquent, des conditions où se trouve un malade qui fait passer lentement par son foie de petites doses quotidiennes du poison colibacillaire élaboré dans son intestin.

Avec les cultures vivantes de coli-bacille je n'avais pas donné d'alcool, craignant d'influencer, dans un sens ou dans l'autre, la vitalité de la culture administrée. Avec la coli-toxine, j'ai pensé qu'il n'y avait aucun inconvénient à faire prendre à quelques lapins le poison et l'alcool en même temps.

La filtration des cultures de coli-bacille a été faite sur bougies Chamberland sous la pression d'un appareil à mercure que j'ai fait construire par la maison Alvergniat frères. On s'assurait, après chaque filtration, et par l'examen direct et par la culture, que le liquide filtré ne contenait point de bacilles ; au besoin une seconde filtration sur bougie de porcelaine donnait un liquide absolument stérile. Les toxines obtenues étaient d'ailleurs conservées dans l'étuve de Roux, et si, par hasard, elles venaient à cultiver, on en cessait immédiatement l'usage.

EXPÉRIENCE XXXIV. — COLI-TOXINE DE 8 JOURS SEULE. — *Durée : 1 mois, 6 jours.*

Lapin de 1850 grammes, absorbe tous les jours, à partir du 4 juin 1893, un demi-centimètre cube de coli-toxine de 8 jours seule.

Le 26 juin l'animal pèse 1685 grammes.

A partir de ce moment, la dose est portée à 2 centimètres cubes.

Le lapin meurt le 10 juillet à 10 heures du matin, ne pesant que 1240 grammes et avec une température de 35°,8.

AUTOPSIE. — *Foie* pèse 49 grammes. Coloration brun franc. Congestion manifeste.

Estomac, rien de particulier non plus que l'*intestin.*

L'*urine*, légèrement acide, ne contient ni sucre, ni albumine, ni urobiline.

Examen microscopique du foie. — Angiocholite ascendante légère ; sur les petits et moyens espaces portes, légère prolifération conjonctive embryonnaire porto-biliaire que l'on retrouve aussi sur bon nombre de veines sus-hépatiques. — Les altérations cellulaires sont absolument comparables à celles des foies précédemment examinés et appartenant aux lapins qui prenaient de la culture vivante. — Les capillaires sont dilatés et remplis de globules sanguins, surtout au voisinage direct des veines centrales ou des grosses veines sus-hépatiques.

EXPÉRIENCE XXXV. — COLI-TOXINE DE 8 JOURS ET ALCOOL. — *Durée : 1 mois, 5 jours.*

Lapin de 1930 grammes, absorbe tous les jours, à partir du 4 juin 1893, un demi-centimètre cube de coli-toxine de 8 jours et 10 centimètres cubes d'alcool à 95 degrés.

Le 26 juin l'animal pèse 1745 grammes ; dès ce moment la dose est portée à 2 centimètres cubes de toxine et 20 centimètres cubes d'alcool.

Le lapin est trouvé mort le matin du 10 juillet; il pèse 1500 grammes.

Autopsie. — *Foie* pèse 51 grammes; il est rouge brun, très congestionné.

L'*estomac* est marbré et strié de lignes rouges; l'*intestin* présente quelques ecchymoses.

L'*urine* est jaune paille, limpide, légèrement acide et contient un peu d'albumine.

Examen microscopique du foie. — Légère angiocholite ascendante avec sclérose adulte très prononcée sur les gros troncs. — Véritable inondation sanguine du foie, tellement les capillaires sont distendus et gorgés de sang; il y a des places où une véritable rupture s'est produite, bousculant les cellules, déchirant le tissu hépatique. Les vaisseaux d'un certain calibre, exactement remplis de globules rouges, contiennent de riches réseaux de fibrine. — Quant aux cellules, réduites presque à leurs noyaux sur les points où la distension capillaire est extrême et où elles ont encore conservé l'ordination trabéculaire, elles ont ailleurs complètement disparu, protoplasma et noyau; on ne retrouve qu'un semis de granulations plus ou moins foncées, mêlées à des globules rouges. Il n'y a que très peu de dégénérescence graisseuse sur quelques groupes cellulaires.

Expérience XXXVI. — Coli-toxine de 1 mois seule. — *Durée : 1 mois, 6 jours.*

Lapin de 1360 grammes absorbe, à partir du 27 mai 1893, une dose quotidienne de un demi-centimètre cube de coli-toxine de 1 mois seule.

L'animal pèse 1170 grammes le 26 juin. A cette date, la dose est portée à 2 centimètres cubes.

Le 3 juillet au matin, l'animal est trouvé mort, et ne pèse que 1000 grammes.

Autopsie. — *Foie* pèse 28gr,50. Brun foncé, congestionné.

L'*estomac* est rétracté, sans altération apparente.

Les *poumons* sont très congestionnés.

Examen microscopique du foie. — Angiocholite ascendante intense avec sclérose adulte très étendue des grands espaces. —

Sur les petits et moyens espaces, prolifération conjonctive embryonnaire porto-biliaire. — Dilatation et stase sanguine capillaire moins prononcée que dans les foies précédents; pas de foyers hémorragiques. — Toujours mêmes altérations cellulaires.

EXPÉRIENCE XXXVII. — D'ABORD INJECTION INTRA-VEINEUSE DE COLI-TOXINE DE 20 JOURS, PUIS INJECTION DE COLI-TOXINE DE 1 MOIS SEULE. — *Durée : 1 mois, 14 jours.*

Lapin de 1 770 grammes, reçoit dans la veine de l'oreille 4 centimètres cubes de coli-toxine de 20 jours; il résiste à cette injection, mais va maigrissant.

Il est repris le 5 juillet, pesant 1 675 grammes, et il absorbe à partir de ce jour une dose quotidienne de 1 centimètre cube de coli-toxine de 1 mois.

La provision de coli-toxine étant épuisée le 11 juillet, il reste 13 jours sans en prendre. Il continue néanmoins à maigrir. Il pesait 1 450 grammes le 11 juillet, il ne pèse plus que 1 110 le 21.

Le 24 il reprend 1 centimètre cube de toxine, jusqu'au 27 juillet où il meurt en hypothermie.

A 9 h. du matin la température rectale est de. 34°
11 — — — .. 32°5

Mort à 2 heures de l'après-midi. Il pèse 850 grammes.

AUTOPSIE. — *Foie* pèse 22 grammes.

Reins très gros.

Estomac ne présente rien d'anormal.

Poumons très congestionnés.

Pas d'urine.

Examen microscopique du foie. — Très légère angiocholite ascendante avec sclérose biliaire modérée sur les gros troncs. — Peu de prolifération embryonnaire sur les moyens et petits espaces. — Capillarite plus marquée que sur tous les foies précédents; congestion de moyenne intensité; pas d'hémorragies. — Altérations cellulaires de même nature que dans les autres expériences avec le coli-bacille et la coli-toxine.

Examen microscopique des reins. — Tuméfaction trouble de tous les épithéliums. — Capillarite très prononcée.

Examen microscopique des poumons. — Les alvéoles sont

remplis de sang. Il y a une capillarite très intense. Les branches extra-lobulaires de l'artère pulmonaire ont des parois extrêmement épaissies.

Expérience XXXVIII. — Coli-toxine de 1 mois et alcool. — *Durée : 1 mois.*

Lapin de 1565 grammes, absorbe tous les jours, depuis le 27 mai 1793, un demi-centimètre cube de coli-toxine de 1 mois avec 10 centimètres cubes d'alcool à 95°.

Le 26 juin, l'animal est trouvé mort à 3 heures du soir; il pèse 1 300 grammes.

Autopsie. — *Foie* pèse 43 grammes, brun clair.

L'*estomac* présente une muqueuse semée de petites hémorragies punctiformes dont l'ensemble donne une couleur rouge brun générale. L'*intestin* paraît normal.

Les poumons sont congestionnés; le gauche porte un foyer hémorragique à la base.

Examen microscopique du foie. — Angiocholite ascendante avec sclérose adulte peu étendue sur les gros troncs. Prolifération embryonnaire sur les moyens et petits espaces portes, anneaux scléreux adultes sur quelques-uns, aussi nettement veineux que biliaires. — Altérations cellulaires semblables à celles des foies précédents. — Pas de dégénérescence graisseuse. Capillaires modérément distendus par le sang, surtout autour de la veine centrale.

Expérience XXXIX. — Coli-toxine de 1 mois et alcool. — *Durée : 2 mois, 8 jours.*

Lapin de 1 930 grammes, absorbe tous les jours, à partir du 28 juin 1893, 2 centimètres cubes de coli-toxine de 1 mois et 20 centimètres cubes d'alcool à 95°.

Le 11 juillet, il pèse 1 625 grammes. La toxine étant épuisée, il ne prend plus jusqu'à la fin que l'alcool.

Il continue néanmoins à maigrir, et meurt le 5 septembre, pesant 1 020 grammes.

Autopsie. — *Foie* pèse 20 grammes ; il est couleur lie de vin

Estomac. — Quelques ecchymoses sur la muqueuse.

Examen microscopique du foie. — Absolument comparable au foie précédent. Pas de dégénérescence graisseuse.

EXPÉRIENCE XL. — COLI-TOXINE DE 1 MOIS ET ALCOOL. — *Durée : 8 jours.*

Lapin de 1 645 grammes absorbe, à partir du 25 mai 1893, une dose quotidienne de 1 demi-centimètre cube de coli-toxine de 1 mois et 10 centimètres cubes d'alcool.

Le 1er juin, il pèse 1 330 grammes. Il se refroidit sans avoir présenté de convulsions.

A 5 h. et demie du soir, la temp. rectale est de. 35°4
8 h. — — — .. 34°1

Meurt à 8 h. 45 du soir.

AUTOPSIE. — *Foie* pèse 45 grammes. Coloration foncée. Congestion.

Estomac et *intestin :* muqueuse simplement rouge sombre, sans ecchymoses.

Reins paraissent normaux à l'œil nu.

La vessie est très pleine d'une *urine* légèrement louche, moyennement colorée, qui contient nettement de l'albumine, mais pas de sucre ni d'urobiline.

Examen microscopique du foie. — Semblable aux foies précédents ; mais la destruction cellulaire est plus générale et plus complète ; les noyaux eux-mêmes restent extrêmement pâles avec divers réactifs. Toujours pas de stéatose.

4° FÈCES HUMAINES

Comme corollaire, comme synthèse plutôt de l'action des diverses substances nocives contenues dans l'intestin, il était intéressant d'étudier l'effet de l'absorption des matières fécales. Il ne fallait pas songer à en offrir en nature aux animaux ; il en a été fait un extrait qu'on a pu faire absorber aux lapins en le mélangeant à du son.

Le bol fécal d'un homme en parfaite santé est placé dans une étuve à eau parfaitement close, chauffée d'une manière constante à 55°, et dans laquelle on fait continuellement le vide avec une trompe à eau. Le tout est laissé en place et en marche pendant quatre jours.

Le cinquième jour on ouvre l'étuve et on constate la dessiccation à peu près parfaite du bol fécal.

On reprend ce résidu, préalablement pulvérisé, par de l'éther, en épuisant à peu près de façon à se débarrasser autant que possible des matières grasses. Le dernier éther qui passe est à peine teinté en jaune.

Le reste est épuisé par l'alcool. Le liquide alcoolique est réduit à l'état d'extrait par le séjour dans l'étuve.

L'opération entière a été répétée chaque fois que s'épuisait la provision d'extrait.

EXPÉRIENCE XLI. — EXTRAIT DE FÈCES. — *Durée : 1 mois, 2 jours.*

Lapin de 1 680 grammes, absorbe tous les jours, à partir du 13 juin 1893, 2 grammes d'extrait de fèces.

Le 15 juin au matin il est trouvé mort, pesant seulement 965 grammes.

AUTOPSIE. — *Foie* pèse 23 grammes. La couleur est à peu près normale; il est dur à la coupe et présente à la surface de petits tractus blancs étoilés.

L'*estomac* et l'*intestin* ne présentent aucune modification.

Les *reins* et la *rate* sont très petits.

Les *poumons* sont congestionnés.

Examen microscopique du foie. — Pas d'angiocholite ascendante. Les espaces portes moyens et petits sont le siège d'une hyperplasie conjonctive embryonnaire. — Les capillaires sont gorgés de sang. Nombreuses hémorragies intra-parenchymateuses. — Lésions cellulaires très profondes, comparables à celles des foies de coli-bacille ou de coli-toxine.

Examen microscopique des reins. — Tuméfaction trouble de tous les épithéliums. Capillarite commençante.

Examen microscopique des poumons. — Congestion intense; il n'y a pas d'hémorragies, mais les alvéoles sont pleins de globules rouges.

EXPÉRIENCE XLII. — EXTRAIT DE FÈCES. — *Durée : 12 jours.*

Lapin de 1 680 grammes, est soumis au même régime que le précédent à partir du 19 juillet 1893.

Il meurt le 1er août, pesant 1460 grammes.

AUTOPSIE. — *Foie* pèse 59 grammes.

Les *poumons* sont congestionnés.

Rien d'anormal dans les autres organes.

Examen microscopique du foie, des reins, des poumons. — En tous points comparable au précédent.

EXPÉRIENCE XLIII. — EXTRAIT DE FÈCES. — *Durée : 1 mois, 28 jours.*

Lapin de 1970 grammes, est mis au régime de 2 grammes d'extrait de fèces par jour à partir du 5 août 1893.

Il meurt le 3 octobre à 5 heures du soir, pesant 1 200 grammes.

AUTOPSIE. — *Foie* pèse 30 grammes; il est de couleur rouge brun.

Poumons très congestionnés.

Rien de particulier dans les autres organes.

Examen microscopique du foie, des reins et des poumons. — Tout à fait semblable aux précédents.

En résumé :

Si l'on veut bien se reporter à l'expérience I, on verra que l'*acide butyrique* est capable, à lui seul, de déterminer dans le foie des lésions qui réalisent expérimentalement la *cirrhose atrophique de Laennec.*

Les acides *lactique* et *valérianique* ont donné des résultats moins complets, moins absolus, mais tout à fait de même ordre ; l'*acide acétique* a également donné une cirrhose très accentuée, et c'est, de ces quatre agents, celui que je serais porté à considérer comme doué du plus grand pouvoir sclérogène ; en effet, tandis que l'acide butyrique a pu être administré pendant trois mois, l'acide acétique, mal accepté des animaux, a réalisé en trente-six jours des lésions presque aussi étendues que l'acide butyrique. Il tue aussi plus vite que ce dernier, car son action sur la cellule hépatique est beaucoup plus toxique. C'est donc là, de tous les poisons du tube digestif, l'agent le plus dangereux, puisqu'il est à la fois irritatif et dégénérant à un haut degré.

La cirrhose produite est à la fois veineuse et biliaire. Cela se comprend d'autant mieux que la cellule hépatique est elle-même touchée plus profondément par le poison. Comme je l'ai déjà dit, qu'une substance nocive, irritante pour les vaisseaux, arrive au foie en très petite quantité tous les jours, la cellule a tout le temps et toute la force nécessaire pour l'annihiler à mesure qu'elle lui parvient, et l'action nocive reste limitée aux vaisseaux sanguins, peut-être aux capillaires. Mais que le poison soit apporté en quantité plus grande, il surprend en quelque sorte la cellule impuissante à transformer cette substance toxique qui la frappe elle-même, soit fonctionnellement, soit organiquement en produisant sa dégénérescence. Le poison passe donc librement dans la circulation, et aussi dans les voies biliaires et produit l'*angiocholite descendante* qui commence par les petits canaux, qui amène la néoformation canaliculaire qu'on trouve surtout dans les foies infectieux, qui peut se produire dans les foies toxiques. Tel est le trait d'union des poisons et des toxines, de l'agent chimique et de l'agent vivant dont l'action finit par être analogue, comme bien des faits le démontrent chaque jour, comme on le voit d'une façon si évidente, pour le foie lui-même, dans l'ictère grave que peuvent réaliser, par la destruction de la cellule hépatique, le phosphore et les divers microbes spécifiques ou non, rencontrés dans cette maladie.

Les *acides gras* proprement dits n'ont pas donné la moindre prolifération conjonctive.

J'ai fait remarquer plus haut que plusieurs animaux étaient morts tuberculeux. Ce sont ceux surtout qui absorbaient des acides gras, acides butyrique, valérianique, lactique, et sans alcool. C'étaient de plus des lapins moins vigoureux que les autres que j'avais exprès choisis tels, réservant les plus beaux pour l'ingestion des diverses substances avec l'alcool. Je n'ai pas cru devoir rapporter ici leur observation. J'en ai maintenu une, cependant (Exp. XVI) qui m'a paru montrer assez nettement ce que les autres expériences me faisaient, sinon admettre, au moins soupçonner, à savoir que la présence constante ou fréquente dans le tube digestif des substances grasses et des acides de fermentation favorisait à un haut degré la tuberculisation possible. Le lapin de l'expérience XVI a vécu huit mois et vingt-six jours à partir du moment où lui ont été administrés les acides gras. Sauf une diminution passagère de poids quelques jours après le début de cette alimentation insolite et une seconde diminution, également passagère, après augmentation de la quantité et des doses d'acides gras, l'animal est resté robuste et de belle apparence. Malgré sa vigueur et les meilleures conditions de nourriture et d'hygiène (sauf la liberté), il s'est tuberculisé au bout de huit mois, et un mois a suffi pour que la mort survînt.

Les autres lapins ont résisté bien moins longtemps et leur histoire est moins intéressante.

Il est à remarquer encore que c'est le poumon qui présentait les plus nombreux tubercules; le foie en contenait aussi, mais d'une façon très discrète ; ce qui veut dire que, malgré le mauvais état des cellules hépatiques, certainement antérieur au début de la tuberculisation, le foie n'a pas été le point d'appel principal de la tuberculose.

Irai-je conclure de tout ceci que les troubles gastro-intestinaux prédisposent à la tuberculose? Mieux encore, que le syndrome gastrique initial des tuberculeux, étudié par M. Marfan, est, non l'effet d'une tuberculose commençante, mais un état pré-tuberculeux déterminant l'invasion de l'organisme par le bacille de Koch ?

Ce serait beaucoup exagérer les choses. On peut les mettre au point, il me semble, en admettant que les états dyspeptiques favorisent la tuberculisation chez les personnes prédisposées, chez les héréditaires dont le vice primitif se traduit par les malformations congénitales ou les arrêts de développement qu'on a coutume de rencontrer chez les tuberculeux : étroitesse et malformations thoraciques, système osseux mal développé, hypoplasie cardiaque et artérielle, etc. Quant au syndrome gastrique de M. Marfan, il peut n'être qu'une exagération, sous l'influence de la tuberculose commençante, des troubles dyspeptiques antérieurs qui, probablement, ont favorisé l'éclosion de la tuberculose sur le terrain préparé. C'est là encore un cercle vicieux que l'on retrouve chaque fois qu'il s'agit d'étudier les rapports réciproques de deux troubles fonctionnels, et toujours la même question se pose, tantôt facile à résoudre, tantôt insoluble : « Quel est l'organe qui a commencé ? » C'est l'histoire de l'influence des maladies gastro-intestinales sur le foie et des maladies du foie sur l'état du tube digestif. Il peut y avoir des cas limites où la responsabilité serait fort difficile à attribuer au foie ou à l'intestin. On a vu que, pour la cirrhose elle-même, la cirrhose vulgaire des buveurs, les troubles gastriques qui font partie des petits signes de Hanot pourraient bien n'être, eux aussi, que l'exagération, sous l'influence de la maladie hépatique commençante, des troubles dyspeptiques antérieurs provoqués par les boissons, et qui ont favorisé, sinon déterminé la sclérose et la déchéance du foie.

Pour en revenir à la tuberculose, il est certain qu'une fois installée, qu'une fois les troubles digestifs confirmés, la glande hépatique a grandement à souffrir de l'apport de produits de digestions défectueuses, autant que de la présence dans l'organisme des toxines microbiennes variées (toxine tuberculeuse et toxines des microbes secondaires) qui s'y élaborent. On a pu voir, au chapitre de l'anatomie pathologique, combien la *cirrhose dyspeptique* que j'ai décrite a d'analogies, au point de vue de la topographie scléreuse, avec cette forme de foie des tuberculeux dite : *cirrhose hypertrophique graisseuse*. Je n'insisterai pas davantage sur ce rapprochement.

L'*acétone* a tué rapidement trois lapins ; deux en sept jours à la dose de 10 centimètres cubes, un en seize jours à la dose de 4 centimètres cubes. La lésion constante est la néphrite épithéliale que Ebstein et M. Straus ont décrite dans le diabète, une sorte de nécrose de coagulation, se traduisant pendant la vie par une albuminurie abondante. C'est cette *néphrite acétonique* que Albertoni et Pisenti (1) ont produite expérimentalement sur des lapins et des chiens. Je n'ai pas rencontré sur mes préparations la dégénérescence hyaline signalée chez les diabétiques par Armanni et Ehrlich.

Quant au *foie*, on a pu voir que sur les deux animaux qui prenaient 10 centimètres cubes d'acétone et que leur néphrite sans doute a tués rapidement, les lésions ont porté uniquement sur les cellules. Ces mêmes lésions étaient à leur maximum chez le lapin qui a vécu seize jours avec 4 centimètres cubes d'acétone, mais de plus il y avait un certain degré, très appréciable sur quelques espaces portes, d'infiltration

(1) Cf. PISENTI E ACRI, Rene diabetico. *Acc. med. chir. d. Perugia*, 1890.

embryonnaire, autant veineuse que biliaire. Il se pourrait qu'en diminuant la dose quotidienne, on arrive, par tâtonnement, à ménager assez la cellule pour que la production d'une cirrhose soit possible. De là à affirmer que la cirrhose diabétique reconnaisse une pareille origine, il y a une trop grande distance pour que je la franchisse, au moins actuellement.

L'examen des pièces des lapins intoxiqués par l'acétone, m'a laissé entrevoir d'autres détails que j'ai volontairement laissés dans l'ombre, me réservant de reprendre avec plus de soin cette étude.

L'*aldéhyde* s'est montré comme une substance très faiblement sclérosante, mais comme un poison de la cellule hépatique ; on serait tenté de le rapprocher de l'alcool, n'était que celui-ci a une action stéatosante, tandis que l'aldéhyde amène la dégénérescence granuleuse.

L'*acide oxalique*, lui, donne de l'inflammation gastro-intestinale, et par conséquent favorise la production de l'angiocholite ascendante. Mais il paraît avoir sur les vaisseaux portes une action irritative à la longue comme en témoigne un certain degré de sclérose des petits espaces. D'autre part, c'est un destructeur de la cellule qui meurt en dégénérescence granuleuse. Il donne aussi rapidement de la néphrite parenchymateuse. De sorte qu'il faudrait agir sur les animaux par de très petites doses longtemps répétées ou même à intervalle pour aboutir à la production d'une sclérose importante.

C'est à juste titre que Budd et Virchow ont incriminé le *poivre* dans la production des cirrhoses ; il donne en un mois chez le lapin une sclérose porto-biliaire des plus nettes, avec tendance à la pénétration dans les lobules; mais il amène aussi la dégénérescence granuleuse des cellules. Il agit également sur les reins en nécrosant l'épithélium et en produisant une capillarite avec prolifération conjonctive embryonnaire.

L'action commune aux *cultures vivantes de Bacterium coli* et aux diverses *coli-toxines* mises en expérience, peut se résumer en ces termes : production à peu près constante d'une angiocholite ascendante avec sclérose rapide et large des grands espaces portes; — action irritative manifeste sur les vaisseaux portes de moyen et de petit calibre qui présentent quelquefois de l'endartérite, quelquefois de la sclérose confirmée, presque toujours une prolifération embryonnaire plus ou moins discrète; les veines sus-hépatiques elles-mêmes peuvent participer au processus; cette action irritative se retrouve sur les conduits biliaires des mêmes espaces; — tendance à la capillarite, et, selon les doses et la brusquerie plus que selon la durée de l'action, congestion vive et hémorragies non seulement dans le foie, mais encore dans les reins et surtout les poumons; — nécrose granuleuse de la cellule hépatique avec état vésiculeux des noyaux quand l'action a été profonde et rapide, ou simplement dégénérescence granuleuse des protoplasmes avec irritation nucléaire si l'action a été moins brusque et plus prolongée; — enfin, dans les cas où la toxi-infection a été prompte et sévère, production d'ecchymoses sur la muqueuse gastro-intestinale.

L'angiocholite ascendante a sa raison d'être dans la virulence plus grande du coli-bacille introduit, et s'il s'agit de coli-toxine, dans le réveil de virulence que son arrivée dans le tube digestif procure aux micro-organismes qui l'habitent normalement; dans les deux cas, la plus grande vitalité du microbe, jointe à un affaiblissement de la fonction hépatique sous l'influence des poisons absorbés, est la raison de l'envahissement du cholédoque si disposé, chez le lapin surtout, à donner asile aux hôtes normaux ou anormaux de l'intestin.

La capillarite est beaucoup plus prononcée et se généralise aux autres organes si, au lieu de faire ingérer la culture et surtout la toxine, on l'injecte dans les veines. On peut s'en convaincre en relisant l'expérience XXXVII. D'autres expériences d'injection intra-veineuse que je n'ai pas rapportées ici ont donné ce même résultat.

Donc, si pour une raison ou pour une autre, doses minimes ou résistance plus grande, la cellule hépatique pouvait échapper à l'action nécrosante de la coli-toxine, on aboutirait par ce poison microbien non seulement à la cirrhose hépatique, mais encore à la sclérose de tout le système vasculaire.

L'*extrait de fèces* a donné des résultats comparables à ceux de la coli-toxine.

J'arrive maintenant au rôle qu'a joué l'*alcool* dans ces expériences.

Avec l'idée préconçue qu'il devait ajouter son action malfaisante à celle des diverses substances ingérées, j'avais choisi, pour cette lutte qui me paraissait devoir être plus pénible, les animaux les plus gras et les plus vigoureux pour que l'expérience fût la plus longue possible. Il est arrivé que non seulement tous les animaux qui prenaient de l'alcool avec les toxiques chimiques ont vécu beaucoup plus longtemps que ceux qui n'en prenaient pas, un an et plus, mais encore que la sclérose a été infiniment moindre, quelquefois même nulle, que la destruction cellulaire du fait de l'agent toxique administré avec l'alcool ne s'est pas produite aussi rapidement, et que, dans tous les cas, la lésion cellulaire dominante a été la stéatose. Comme si l'alcool avait neutralisé, je ne sais comment, le toxique administré, comme s'il avait soutenu l'organisme et le foie lui-même, comme s'il s'était réservé le droit de détruire lentement et à sa façon la cellule hépatique. Le déterminisme d'un pareil fait est fort difficile à préciser. Il n'y a pas à en chercher la cause dans la résistance individuelle plus grande des animaux choisis. Tous les acides organiques sont peu solubles dans l'alcool, il est vrai; quelques-uns ne se dissolvent même que dans l'alcool bouillant; peut-être est-ce là la raison de leur passage direct dans les fèces et de leur arrivée au foie en très petite quantité. Il se peut encore que l'alcool, coagulant le mucus stomacal et intestinal, ou les substances albuminoïdes des ingesta, ait déterminé l'emprisonnement de ces corps dans le coagulum, lequel était expulsé avec les matières fécales. Je me hâte d'ajouter que rien de pareil ne s'est produit chez les animaux soumis à l'ingestion de coli-toxine et qui prenaient en même temps de l'alcool. Celui-ci s'est montré indifférent, sans doute en raison de la haute nocivité de la substance à laquelle il était associé.

Un grand enseignement est à tirer de ces expériences, c'est que *l'alcool s'adresse surtout à la cellule hépatique pour laquelle il est essentiellement stéatogène*. Cette action ne se produit que lentement et à longue échéance.

Ceci vient corroborer les conclusions des précédents expérimentateurs, à savoir :

1° Que des doses modérées d'alcool, loin d'avoir une action nocive sur l'organisme, et en particulier sur le foie, aident au contraire à la conservation de la santé générale et permettent d'opposer aux différents agents d'intoxication ou d'infection une plus grande résistance.

2° Que des doses massives d'alcool, à ne considérer que le foie, adressent leur action toxique presque uniquement aux cellules hépatiques dont elles provoquent à la longue la dégénérescence graisseuse.

L'alcool est donc toxique, mais non irritant.

Mais s'il n'est pas irritant pour le foie, il l'est à un haut degré pour la muqueuse stomacale. La gastrite des buveurs est chose tellement commune (quelle que soit sa forme, hyperpeptique, muqueuse, ulcéreuse, hémorragique), que c'est peut-être à elle, et non point à l'alcool, qu'il conviendrait de rapporter bon nombre de cirrhoses dites alcooliques, la gastrite chronique aboutissant à la dilatation et à la stase alimentaire, c'est-à-dire à la fermentation anormale.

Et d'ailleurs est-ce bien de l'alcool que boivent les prétendus *éthyliques?*

M. Lancereaux a fait remarquer avec raison que ce sont surtout les buveurs de vin qui deviennent cirrhotiques. Or, dans le vin l'alcool n'entre guère que pour un dixième, et à côté de lui se trouvent quantité d'autres substances dont on ne s'inquiète guère : matières colorantes, éthers de plusieurs natures, aldéhydes, acétones, acide acétique. D'autre part, une fois dans l'estomac, le vin subit la fermentation acétique.

Quant aux buveurs d'alcool sous forme d'eau-de-vie, marc, trois-six, vulnéraire, absinthe, picon, liqueurs, spiritueux en un mot, c'est plus souvent de l'alcool amylique qu'ils absorbent et avec lui quantités d'essences dont la toxicité n'est plus douteuse et dont l'estomac, d'ailleurs, a plus à souffrir que le foie. On sait que l'alcool que boivent les ouvriers du nord, à Rouen en particulier, est un produit hétérogène et abominablement impur, qui contient de l'*acide sulfurique*.

Bien d'autres considérations plaideraient encore contre l'origine alcoolique au moins directe de la cirrhose. Mais j'ai promis de ne pas faire le procès de l'alcool, ce qui en vérité n'est pas le but de ce travail. C'est seulement à titre de corollaire de mes expériences que j'ai hasardé les réflexions qui précèdent. Si l'alcool doit disparaître ou passer au second plan dans l'étiologie des cirrhoses, qu'il meure de sa belle mort.

On ne manquera pas de remarquer que les substances expérimentées ont produit sur le foie de mes animaux non point une cirrhose hypertrophique diffuse, à tendance monocellulaire, comme on était en droit de s'y attendre après la lecture des deux premières parties de cette thèse, mais bien une cirrhose atrophique comparable à celle de Laennec. Je n'y puis rien et je me contente d'enregistrer les observations et les faits. Telles ou telles conditions, que je ne veux pas rechercher pour ne pas entrer dans le domaine de l'hypothèse pure, commandent peut-être la topographie du processus conjonctif.

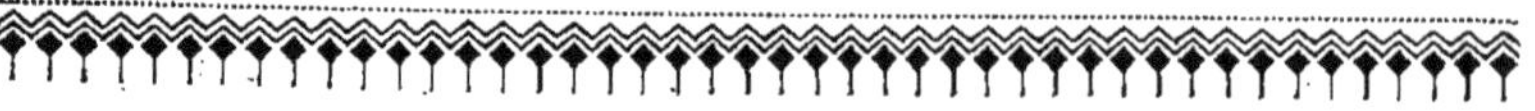

CONCLUSIONS

De tout ce qui précède, on doit retenir les propositions suivantes :

1° L'alcool n'est pas tout dans l'étiologie des cirrhoses du foie. Son rôle pathogénique demande une enquête sévère qu'une longue période d'années pourra seule mener à bonne fin. Il est indispensable, en effet, d'étudier avec soin l'état du tube digestif chez les cirrhotiques et de voir si les fermentations d'origine gastro-intestinale ne donnent pas lieu, chez eux, à la production de substances qui seraient douées de propriétés à la fois irritantes et toxiques pour le foie.

2° En dehors de toute habitude alcoolique, on rencontre souvent, chez les dyspeptiques, un état pathologique du foie qui se traduit par l'augmentation de volume de l'organe, c'est le *foie dyspeptique*.

3° Cette augmentation de volume est passagère ou permanente. Passagère, le plus souvent à répétition, elle constitue la *congestion hépatique* depuis longtemps signalée par plusieurs auteurs, et surtout M. Bouchard. Permanente, c'est la *cirrhose dyspeptique.*

4° Cette *cirrhose dyspeptique*, décrite pour la première fois dans ce travail, se traduit : cliniquement, par un foie volumineux, lisse, *remarquablement dur* (comme du bois), sans augmentation du volume de la rate, sans ictère, sans ascite, sans circulation veineuse collatérale ; — histologiquement, par une cirrhose généralisée, diffuse, inter et intra-lobulaire, à tendance monocellulaire, avec intégrité relative de la cellule hépatique.

5° La durée d'une pareille affection est fort longue, dix ans et plus, le volume du foie restant à peu près stationnaire. La terminaison peut avoir lieu, comme dans la cirrhose atrophique de Laennec, par exagération de la gêne mécanique et production d'ascite et de circulation veineuse collatérale, et aussi par infection terminale. Le pronostic est donc, comme toujours, lié à l'état de la cellule hépatique.

6° Parmi les substances toxiques qui prennent naissance dans le tube digestif, il y a lieu de considérer comme possédant une action sclérogène marquée les acides de fermentation : l'acide butyrique, l'acide lactique, l'acide valérianique, et surtout l'acide acétique.

Quant à la coli-toxine, il est probable qu'elle a aussi une action sclérosante si les doses qui arrivent au foie ne détruisent pas rapidement la cellule hépatique.

7° Il faut compter aussi avec la prédisposition le plus souvent créée par l'arthritisme (Hanot).

8° La cirrhose dyspeptique ne peut guère être confondue qu'avec le cancer du foie, dont la distingue au moins sa très longue durée, ou avec un gros foie lithiasique qui s'accompagne, lui, le plus souvent d'ictère, ou avec un gros foie alcoolique à côté duquel on retrouvera ordinairement une rate augmentée de volume et bientôt de l'ascite et des veines sous-cutanées abdominales; la notion préalable d'éthylisme devra faire exclure dans tous les cas, mais seulement jusqu'à nouvel ordre, le diagnostic de *cirrhose dyspeptique*.

9° Le traitement devra s'adresser avant tout aux fonctions digestives; l'antisepsie intestinale sera d'un grand secours et donnera, surtout dans les formes congestives, des résultats très satisfaisants. Le calomel à la dose quotidienne de 1 centigramme, pourra être prescrit avec succès.